暴力のリスクアセスメント
精神障害と暴力に関するマッカーサー研究から

著
ジョン・モナハン
ヘンリー・J・ステッドマン
エリック・シルヴァー
ポール・S・アッペルバウム
パメラ・クラーク・ロビンス
エドワード・P・マルヴェイ
ローレン・H・ロス
トーマス・グリッソ
スティーブン・バンクス

訳
安藤久美子
中澤佳奈子

星和書店

Seiwa Shoten Publishers

2-5 Kamitakaido 1-Chome
Suginamiku Tokyo 168-0074, Japan

Rethinking Risk Assessment

The MacArthur Study of Mental Disorder and Violence

by
John Monahan
Henry J. Steadman
Eric Silver
Paul S. Appelbaum
Pamela Clark Robbins
Edward P. Mulvey
Loren H. Roth
Thomas Grisso
Steven Banks

Translated from English
by
Kumiko Ando
Kanako Nakazawa

English Edition Copyright © 2001 by Oxford University Press, Inc.
Japanese Edition Copyright © 2011 by Seiwa Shoten Publishers, Tokyo

序　文

　ここ数十年の間に，精神障害の診断と治療は大きな進歩を遂げてきた。しかし，精神障害に関する社会的スティグマは依然として強く残っている。これはいったいどうしてだろうか。公衆衛生局長官により発表された「精神保健に関する報告書」(Report on Mental Health, 1999) 第1号には，「その答えは，暴力に対する恐怖であるとみられ，精神疾患を持つ人，特に精神病患者は暴力的であるとかつて以上に思われている」(p. 7) とある。このような認識が，米国や世界各国において，精神保健法や政策を立案する1つの原動力，あるいは唯一の原動力となってきた。

　本書では，精神障害を持つ人が時としてかかわる可能性のある暴力を取り上げる。具体的には，どうすればその暴力を予測できるかという，暴力の予防に向けての第一歩について検討する。本書の目的は，精神保健の専門家に対し，近年，その確立を要求する声がますます高まっている，暴力リスクアセスメントの正確さと効率の向上を図る臨床的ツールを提供することにある。問題の本質に迫る我々の結論は，裁判官や弁護士，法学者にとって興味深いものに違いない。また研究者にとって，我々の用いた方法は革新的なものであり，他の研究への応用の道が見出されるだろう。

　本書では，暴力のリスクファクターと見なされているさまざまな変数に関する，最近の研究を多く取り上げてレビューする。なかでも，「マッカーサー暴力リスクアセスメント研究」(MacArthur Violence Risk Assessment Study) について，特に重点的に検証を行う。本書は，このプロジェクトについて近年発表された結果をすべて結集し，統合したものであり，なかには初めて公開される研究結果もある。

「暴力リスクアセスメント研究」は「精神保健と法についてのマッカーサー研究ネットワーク」（MacArthur Research Network on Mental Health and the Law）の3つの実証的な主眼のうち，最重要のものであった。第二に重要視されたのは，精神障害を持つ人々の，精神科治療に関する意思決定能力（例：文献63）や刑事罰の判決（例：文献164）である。そして最後に，精神保健サービス行政における強制力の果たす役割（例：文献112）に注目している。加えて，暴力リスクコミュニケーションに限定した研究（例：文献207）や，就労不能と法についての研究[23]を支援している。マッカーサー研究ネットワークが行っている研究の一覧は，ウェブサイト（http://macarthur.virginia.edu/）に掲載されている。

　暴力リスクアセスメント研究は「マッカーサー基金」（John D. and Catherine T. MacArthur Foundation）と，「米国国立精神保健研究所助成金R01 49696」から助成を受けた。研究は全段階を通して，マッカーサー基金のきわめて優秀で協力的なスタッフである，Laurie Garduque，Robert Rose，Idy Gitelson，Ruth Runeborgの各氏に指導を受けた。Denis PragerとWilliam Bevanの両氏には研究の初期段階で重要な役割を果たしていただいた。

　Shirley S. Abrahamson，Richard J. Bonnie，Pamela S. Hyde，Stephen J. Morse，Paul Slovic，David B. Wexlerの各氏をはじめ，精神衛生と法についての研究ネットワークのその他のメンバーには，各々の研究段階においてその見識に一方ならず助けられた。データの管理と分析においてSeth Leon，Nan Bradyの両氏，そしてとりわけRoumen Vesselinov氏に多大な貢献をしていただいた。本書の草稿を入念に推敲してくださったのは，Renée Binder，Joel Dvoskin，Stephen Hart，Kirk Heilbrunの各氏であり，その見識のおかげをもって本書はよりよい作品に仕上がった。

　またその他にもお力添えをいただいた方々，カンザスシティの現場ディレクターとして貢献していただいたWilliam O'Connor, Ph.D.と

Deirdre Klassen, Ph.D., 各データ収集現場で現場コーディネーターと臨床研究家, 現場面接調査者として活躍していただいた, ウースターの Kimberly Ackerson, Ph.D., Tamara Anderson, Bruce Dembling, Ph.D., Carolyn Hill-Fotouhi, M.A., Jan Meymaris, Dawn O'Day, Kim Trettel Smith, M.A., ピッツバーグの Jennifer King, Ray Milke, Debra Murray, Lorrie Rabin, Ph.D., Chelsea Ruttenburg, Carol Schubert, M.P.H., Esther VonWaldow, M.S.W., そしてカンザスシティの Julie Applegate, Ph.D., Ron Dancy, Heather Fitz-Charles, Lisa Johnson-Sharpe, Ph.D., Lisa Kuhn, Susan Kuntz, Walter Janzen, M.A., Brian Lindhardt, M.A., Becca Matthews, Lisa Rogers, Melba Small, Aileen Utley, Ph.D., Rick Wrightの各氏にも, この場を借りて, 厚く御礼申し上げたい.

　読者諸氏には,「マッカーサー暴力リスクアセスメント研究」に結集された精神障害と暴力に関する豊かな情報から, 非常に多くのことを学んでいただけることと思う. データはすべて資料として保存され, 研究者に無料で提供されている. 入手についてはマッカーサー研究ネットワークのウェブサイトを参照いただきたい.

バージニア州シャーロットヴィル市, John Monahan

目次

序文　iii

第1章　暴力リスクアセスメント：法と科学 ── 1

臨床的リスクアセスメント：結果　3

臨床的リスクアセスメント：プロセス　4

研究方法の選択　6

保険数理学的リスクアセスメント　6

マッカーサー暴力リスクアセスメント研究の展開　8

方法論の隙間の特定　9

有望なリスクファクターの選択　9

樹木法（tree-based methods）の利用　10

ハイリスクとローリスクに対して異なるカットオフを作成する　11

分類木分析の反復　11

複数のリスク評価の組み合わせ　12

結論　13

第2章　地域社会における患者の暴力 ── 15

情報源　17

暴力のタイプ　17

分析単位　19

暴力事件の種類　20

患者と事件の関連　23
　　経時的にみた暴力の個人パターン　32
　　結論　34

第3章　「犯罪学的」リスクファクターの検証 ―― 37

　　性別　39
　　マッカーサー研究における，暴力とその他の攻撃的行為の基準　40／暴力には性差があったか？　40／性別と暴力やその他の攻撃的行為との関係は？　41／性別と暴力についての結論　42

　　暴力歴と犯罪歴　44
　　マッカーサー研究における暴力歴と犯罪歴の基準　46／どれだけの暴力歴と犯罪歴があったか？　46／暴力歴および犯罪歴とその後の暴力との関係は？　47／暴力歴および犯罪歴と退院後の暴力についての結論　48

　　児童期の体験　49
　　マッカーサー研究における児童期の体験の評価基準　49／患者の児童期の体験は？　51／児童期の体験とその後の暴力の関連は？　52／児童期の体験と暴力についての結論　56

　　居住地域　57
　　マッカーサー研究における居住地域の背景状況の基準　59／居住地域の状況と暴力の関係は？　59／居住地域の背景状況と暴力についての結論　62

　　結論　63

第4章　「臨床的」リスクファクターの検証 ―― 65

　　診断　65
　　マッカーサー研究における患者の診断は？　66／診断と暴力の関係は？　67／診断についての結論　69

サイコパシー　69

マッカーサー研究におけるサイコパシーの基準　70／潜在的なサイコパス患者の割合は？　71／サイコパシーと暴力の関係は？　71／サイコパシーと暴力についての結論　75

妄想　77

マッカーサー研究における妄想の基準　78／妄想と暴力の関係は？　79／妄想と暴力についての結論　83

幻覚　84

マッカーサー研究における幻聴の基準　84／幻聴の暴力との関係は？　85／幻聴と暴力についての結論　86

暴力的思考　86

マッカーサー研究における暴力的思考の基準　87／暴力的思考を報告した患者の割合は？　88／暴力的思考とその後の暴力との関係は？　89／暴力的思考と暴力についての結論　91

怒り　92

マッカーサー研究における怒りの基準　93／怒りに関連する患者の変数とは？　94／暴力と怒りの関係は？　95／怒りと暴力についての結論　96

結論　97

第5章　リスクアセスメントのカスタマイズ ―― 99

方法　101

統計学的手続き　101

結果　104

ブートストラッピング　115

臨床的に実行可能な反復分類木分析　117

結果　118

結論　119

第6章　最良のリスク予測のためにカスタマイズされたリスクアセスメントの組合せ ── 125

同等の正確性と異なる予測性　126

リスクアセスメントに対する2モデルアプローチ　128

2モデルアプローチの拡大：複合モデル　128

結果　129

結論　137

第7章　暴力と臨床医：リスクのアセスメントとマネージメント ── 139

暴力リスクアセスメントに対する，研究結果の意味　139

妥当性の一般化への疑問　141／稀なリスクファクター，防御ファクター　143

リスクマネージメントに対する我々の研究知見からの示唆　146

治療とその後の暴力　148

結論　154

付録A ── 159

方法論概観　159

プロジェクトの構成　159／パイロットスタディ　160／最終的な研究デザイン　162／評価ツール　162／面接のトレーニングと信頼性　163／暴力と安全性のための予防策　164

データ収集　165

患者サンプル　165／病院でのデータ収集　166／退院後のデータ収集　167／関係者　167／入院記録と逮捕歴　168／暴力のコード化と調整　169

データの管理　170

　　　追跡　170／品質管理　171

　　結果　174

　　登録と継続　174

　　結論　177

付録B ——————————————————— 179

文献　185
訳者あとがき　203

暴力リスクアセスメント：法と科学

　精神障害の原因は何なのか，その考え方はここ数世紀の間に変化してきたが，精神障害が暴力的な行動を起こしやすくするという考えは，変わらず残ったままである。多くの啓蒙活動によって一般大衆の懸念を和らげる努力がなされてきたが[170]，現実には過去数十年間でこういった考えは大きくなってきたように思われる。一般大衆が，精神障害と暴力との間に関連性があると強く信じれば信じるほど，精神障害のある人を隣人や友人，同僚，家族に持つことを，より毛嫌いするようになる[119]。

　このような認識は，精神障害を持つ人に対する公的方針と，精神保健の専門家が地域社会の安全確保において果たす役割に対する世間の期待の両方に反映される。今日，暴力リスクアセスメントは，精神保健の専門家にとって中核となるスキルであり，世界各国の精神衛生法において重要な役割を果たすものであるという考え方が，行政でも一般の人の間でも広まっている。

　1960年代前半までは，精神科医療施設への入院は主に，「治療を必要とする」と見られている人に対する温情主義的な配慮として正当化されていた。しかし，1960年代後半からは，社会防衛が入院の合理的な根拠となり，法や判決において「危険性（dangerousness）」と呼ばれる，他人にとって有害な行動をとるリスクが，臨床的にも法的にも主要な焦

点となった[5,6]。精神障害が引き起こしうるより広範な「精神的あるいは身体的機能の低下」を再び強調するために，いくつかの司法権域においては，基準の見直しが行われた。にもかかわらず，身体的危害へのリスクは，さまざまな形態での強制的治療介入の主な合理的根拠として，精神保健法に確固として取り込まれたままとなっている。たとえば，米国精神医学会（American Psychiatric Association）による「民事収容に関するモデル州法」（Model State Law on Civil Commitment, 1983）はStone[220]の研究に基づいて制定された部分が大きいものの，精神障害を持つ人のうち，「他人に危害を及ぼすと思われる」人を含め数タイプを精神科の病院に入院させることを明白に意図している点では，Roth[186]に倣っている。

　さらに最近では，米国法曹協会（American Bar Association）の発行した「精神医学的・心理学的証拠および証言に関する全国ベンチブック」（National Benchbook on Psychiatric and Psychological Evidence and Testimony, 1998）[1]において，以下のように述べられている。法廷は施設収容するか否かについて判決を下す際に，「臨床的なリスクアセスメント」という形の情報に頼っている。その理由は「法廷はこのような決定を下すにあたり最終責任を持ち，その情報には議論の余地がまだ残っていたとしても，それが現在入手可能な最善の情報だからである。この情報を排除すれば，実情調査委員と裁判官，陪審員は，精神医学者と心理学者が提供しうる手引きと理解を得られないことになる」（文献1のp. 49）。

　暴力のリスクが精神保健法の根本理念にかかわる問題となっているのは，強制入院の基準としてだけではない。強制通院命令の規定にも，命令の基準にしばしば「危険性」が含まれている[229]。「地域社会での観察・モニタリング」を行い，地域社会を基盤として精神保健サービスを積極的に実施するために，法律上比較的非公式な手続きがとられる場合でも同様に，暴力のリスクが認識されていることを前提としていること

が多い[42]。加えて,精神障害を理由に無罪判決となり,司法病院に入院した人が退院する場合にも,暴力行為を起こす恐れはないという予測が,退院の条件になっている場合がほとんどである[212, 198]。最後に,過失によって他人への暴力を予測・予防できなかった精神保健の専門家が不法行為賠償責任を課されることも,多くの司法権域で一般的になってきている[139, 70]。

臨床的リスクアセスメント：結果

前述の法と政策はいずれも,精神障害を持つすべての人が暴力的になるという仮定に基づくものではない。むしろ,精神障害を持つ人の中には暴力的になる人も,そうでない人もいるという信条に基づいている。またさらには,精神保健の専門家は精神障害の「危険な」症例と「危険でない」症例とを,ある程度正確に区別できるということを前提としている[140, 149, 150, 151]。ここにこそ,長い間の摩擦がある。

他者への暴力行為の予測に関する臨床家の正確性について扱った初期の研究がMonahan[138]によってレビューされた。1970年代後半の時点では,5つの研究（文献108, 210, 1976, 209, 238）が入手可能であり,Monahanのレビューの結論は以下のとおりであった。

> 精神医学者と心理学者は,過去において暴力行為を起こし（したがって暴力行為を起こす基準率が高く）,かつ精神疾患を有していると診断されて施設に入院している集団について,次の数年間の暴力的な行動をわずか3分の1の確率でしか予測できていない。（文献138のp.47）

この研究発表以降,地域社会における暴力に関する臨床医の予測の有効性についての研究は,2本しか発表されていない（レビューについては,文献21, 141参照）。Sepejakら[195]は裁判所命令を受けて公判前のリスクアセ

スメントの検討を行い，臨床医によって他者に対して暴力をふるう可能性が「中度」から「高度」であるとランク付けされた被告人の39％が，2年間のフォローアップ期間に暴力をふるったと報告されているのに対し，可能性が「低度」と予測された被告人（文献195のp. 181, note 12）では，その割合が26％であり，この差は統計学的には有意な差であるものの，絶対的に大きなものではないことを示した。

　さらに最近では，Lidzら[114]が，大規模な公立病院の急性期精神科救急室で診察を受けた男女の患者を対象者とし，精神科医と看護師に，向こう6カ月間にわたって患者が他人に暴力をふるう可能性を評価するように依頼した。その結果，専門家によって将来の暴力行為が懸念された患者（53％）は，そのような懸念を抱かれなかった患者（36％）よりも，退院後に暴力をふるう傾向が強かった。ただし，男性患者の暴力に関する臨床医の予測の正確さは，偶然のレベルを有意に上回るものだったが，女性患者についてはそうではなかった（精神保健入院施設内における暴力リスクの査定については，文献128, 132を参照）。

臨床的リスクアセスメント：プロセス

　MulveyとLidz[153]は，臨床的予測のプロセスを研究する前に臨床的予測の結果について研究するのは，「馬の前に荷車をつける」（文献153のp. 213）ようなものだと述べている。MulveyとLidzの見解は以下のとおりである。

> 危険性予測の正確性を向上させる方略を発見することは，「いかに」そのプロセスが起きるかを知ることによってのみ可能である。この疑問に取り組むには，過去に予測的中率が低かった場合にその原因となっていた可能性のある，判断過程で起こりうる局面について体系的に研究することが必要である。（文献153のp. 215）

この方針に沿ってSegalら[193,194]は，いくつかの精神科救急において，臨床医が200以上の症例について診察する様子を観察した。観察者は各症例を「強制的治療に関する三評価」(Three Ratings of Involuntary Admissibility：TRIAD) と呼ばれる88項目の指標によりコード化し，各臨床医は，患者の「危険性」についての全体的な評価を行ったところ，TRIAD得点は，危険性に関する臨床医の総合的評価と高い相関を示した。

> 我々の用いたサンプルにおいて，他人への危険性（についての臨床的判断）ともっとも関連の強かった症状は，易刺激性と衝動性だった。しかし，形式的な思考や思考内容の障害，誇大性とも，一貫して中程度の関連性が見られ，また，判断力および行動の障害と不適切な感情との間にも，比較的弱いが一貫して有意な相関関係が見られた。（文献194のp.757）

同様に，MenziesとWebster[135]は，カナダの精神障害を持つ犯罪者の大規模グループを対象にリスクに関する臨床的判断のプロセスを調査した。MenziesとWebsterは「過去の暴力行為やアルコールの使用，怒りや激情の表出，愛想のなさ，面接中の緊張などが，判断する上での主要な要因となった」（文献135のp.775）と結論づけた。

MulveyとLidzの行った研究プログラム（例：文献153, 113）では，速記の訓練を受けた観察者が，臨床医と病院の精神科救急に送られてきた患者との面接内容を記録した。臨床医はその後，地域社会における現時点と長期的視野から見た暴力の危険性についての評価を行った。臨床家の評価にもっとも影響したのは患者が過去に暴力行為を行ったかどうかであったが，患者に敵意や重度の精神障害があるかどうかも，現時点での暴力の危険性に関する臨床的評価と高い相関を示した。さらに，将来の暴力の可能性については，実際の診療の中で治療に関する他の決定が行

われるのと同時にその判断も下されていた。

研究方法の選択

　世界各国の精神保健に関する法律と政策において，暴力はもっとも重要視されており，また，その法律や政策が拠りどころとしている「科学」の信頼性は非常に低いものであった。このような背景から，「精神保健と法についてのマッカーサー研究ネットワーク」（MacArthur Research Network on Mental Health and the Law）が1980年代後半に研究課題を計画した際には，暴力リスクアセスメントは，ほとんど迷いなく最重要課題として取り上げられることとなった。しかしどのように取り組むのが最善なのだろうか。構造化されていない臨床アセスメントは不十分な点が多いということを例証する研究は，すでに充分行われており，今さら駄目押しをする必要はない。また，臨床医による暴力リスクアセスメントのプロセスを解明する体系的な研究はすでに進行中であり（例：文献153），同じことを繰り返す必要もない。最終的にマッカーサー研究ネットワークは，臨床的判断のプロセスに直接取り組むのではなく，その判断に情報を与える実証的な保険数理学的ツールを開発することで，地域社会における暴力リスクアセスメントを向上させることができると判断した。この考え方は，同時期にそれぞれ独自に研究をすすめていた他の研究者ら（例：文献81, 245）とも共通していた。

保険数理学的リスクアセスメント

　行動科学において，統計学的リスクアセスメントが臨床的リスクアセスメントより一般的に優れていることが知られるようになってから，ほぼ半世紀が過ぎた[133, 66, 231]。しかし，このことに加えて，犯罪学においては，保険数理学的リスクアセスメントが保釈や仮釈放についての判断に

関して長い成功の歴史を持っているという事実があるにもにもかかわらず[32]，精神障害を持つ人による他者への暴力のリスクアセスメントに特化した保険数理学的ツールを開発しようという試みは数えるほどしかなされていない（レビューについては，文献144, 25, 43参照）。たとえば，SteadmanとCocozza[210]は，精神障害を持つ犯罪者についての初期の研究において，「法的危険性スケール」（Legal Dangerousness Scale）を開発した。これは，少年期の犯罪歴や暴力犯罪における有罪判決の有無，過去の服役回数，今回犯した犯罪の重大性に基づいて作成されたものである。この尺度と患者の年齢は，次に起こす暴力行為と有意な関連を持っている。同様に，KlassenとO'Connor[102]は，退院して地域社会に戻った男性一般患者について，薬物乱用の診断と暴力犯罪による逮捕歴，若年齢という要因の組み合わせが，暴力犯罪による逮捕と有意に関連していることを見出した。

より最近の研究では，「暴力リスク評価ガイド」（Violence Risk Appraisal Guide：VRAG）[81, 172, 177]が，カナダの最高度保安病院に入院中の，重罪に問われている600人以上の男性患者を対象として開発された。約50の予測変数が病院の記録からコード化された。判断基準は，暴力犯罪に対する新しい刑事罰，あるいは同様の行動を起こしたことによる施設への再入院が，退院後の約7年間（地域社会で犯罪を繰り返す可能性の高い平均年数）の間に起きたかどうかだった。一連の回帰モデルでは，PCL-R（Hare Psychopathy Checklist-Revised）や小学校への不適応，罪を犯した年齢（負の重みづけとなる）などの12変数が，VRAGに含めるために，特定された。この保険数理学的方法で計算されたスコアを「高い」と「低い」に二分したとき，スコアの「高い」グループの55％が新しい暴力犯罪を行ったのに対し，スコアの「低い」グループではそれが19％にとどまった。

最後に，これはもっとも最近の例であるが，DouglasとWebster[45]が現在進めている，構造化された臨床指針に関する研究についてレビュー

した。この臨床指針は「HCR-20」と呼ばれるもので，暴力リスクの評価を保険数理学的な方法で点数化するものであり，ヒストリカル，クリニカル，そしてリスクマネージメントの変数を扱う20の評点で構成されている[245]。DouglasとWebsterはまた，囚人の遡及研究から得たデータの報告を行い，HCR-20で中央値以上の得点であった者は，過去に暴力行為や反社会的行動を起こした確率が平均して4倍高いことが明らかとなった。Douglasら[44]は民事収容の患者に関する別の研究で，HCR-20で中央値以上のスコアを示した患者は，中央値以下の患者よりも，退院して地域社会へ戻った後の約2年間のフォローアップ期間に，暴力行為を行う可能性が6～13倍高いことを見出した。

マッカーサー暴力リスクアセスメント研究の展開

　上記の理由により，「マッカーサー暴力リスクアセスメント」の研究を計画した時点で，暴力リスクアセスメントの有効性の向上させることが，精神保健に関する法と政策にとって重要であるというだけでなく，この目標を達成する道は保険数理学的方法にあるということも確信した（文献28参照）。我々は2つの中核となる目標を持っていた。1つは暴力リスクアセスメントに可能な限り最高の「科学」を用いることであり，もう1つは今日のマネージドケアにもとづく精神保健サービスの現場で働く臨床医が実際に利用できるような，暴力リスクアセスメント「ツール」を作成することである。当初のこのような理論的な取り組みに端を発し，我々の構想はこれまでの10年間で，計画から実行，調査内容の分析といった段階へと発展してきた。これらの段階については本書でこの後詳細に記すが，その導入としてここで手短に紹介しておこう。

方法論の隙間の特定

　既存の研究で，精神障害を持つ人の暴力行動に特定のリスクファクター，あるいはリスクファクターの組み合わせを統計的に関連づけようと試みている研究をレビューした際，我々は，ほとんどすべての研究が，何らかの方法論的問題点を抱えているという結論に達した。多くの研究では，限られた範囲のリスクと，いくつかの人口統計学的変数，あるいは1つの心理テストの得点しか考慮されていなかった。しかも暴力を測る判断基準が甘く，たいていの場合が逮捕歴のみによるものであった。また，主として暴力の前歴がある男性患者という患者母集団の狭い一部について研究したもので，さらに，研究が行われていたのは1カ所だけであった（研究とその方法論的問題点は，文献144で詳細にレビューされている）。既存の研究について以上のように批判的に調査した結果，我々は当初，確認された方法論的問題を可能な限り克服できる研究の企画に着手した。多種多様なリスクファクターを数多く取り上げ，ここでは暴力の結果の測定を，患者の自己報告および関係者の報告を，警察と病院の公式記録から収集したデータに加えることで三角測量した。また暴力による犯罪歴の有無にかかわらず，男性も女性も調査の対象とし，一カ所にとどまらず数カ所に現場を広げて調査を行うというものであった。

有望なリスクファクターの選択

　多種多様なリスクファクターを数多く取り上げたいと考えることと，具体的にどのリスクファクターを調査の対象に取り上げるかということは別問題である。精神障害を持つ人の暴力に関する理論で，そこからリスクファクターを仮定できるような包括的なものはないが（そのような理論がないことについては文献175参照のこと），近年の研究において，精神障害を持つ人による暴力のリスクファクターとなる可能性のある変数が数多

く示唆されている。サイコパシーや怒り，妄想，幻覚，診断，性別，暴力的思考，児童虐待，暴力の前歴，状況変数などである[144]。我々は，これらの変数を測るために既存の方法で最善と思われるものを選び，変数を適切に測る手段が得られない場合には，必要な測定手段の開発を委託した。

　研究開始の当初より，1つあるいは少数のリスクファクターで正確に暴力を予測できると考えるのは愚直だということは承知していた。現在活躍中のほとんどすべての暴力リスクアセスメントの研究者たちと同様に，我々は主効果回帰モデルを用いて，多くのリスクファクターを結合させることを試みた。しかしながら，この標準的な統計学的手法で得られた結果は，はるかに粗雑な（しかも安価な）データ収集手順と比べて，特に優れているというものではなかった。主効果回帰モデルは，考察するに，特定のリスクファクターが暴力の発生に及ぼす影響は，精神障害を持つすべての人間にとって同じであるという結果を示唆しているようである。このようなモデルは，暴力に関係したときに観察されるリスクファクター間における関係の多様性を捉えてはおらず，我々は異なる分析方針をとることになった。

樹木法（tree-based methods）の利用

　我々は，Gardnerら[57, 58]の新しい研究を参考にして，線形回帰法ではなく，分類木に基づく暴力リスクアセスメントモデルを開発した。分類木アプローチは，暴力の偶発的な相互作用モデルを反映している。これは，リスクファクターのたくさんの異なる組み合わせによって，特定のリスクレベルにある人を分類するものである。このアプローチを基礎としたアセスメントにおいては，尋ねられる質問は，その前の質問への回答によって異なってくる。ある人間のリスクアセスメントにかかわるファクターは，別の人間のリスクアセスメントには関係ないかもしれない。

これは，評価される全員が同じ質問を受ける回帰アプローチとは対照的な点で，各回答は，分類に使用する得点を算出する際の重みづけがされている。

しかし，他の研究者も結論したとおり（例：文献60），分類木を用いて得られる予測の正確性は，標準的な主効果回帰モデルによって得られる正確性と，ほとんど変わりはなかった。予測の正確性を大きく向上させるには，さらに先の段階へ進むことが必要だった。

ハイリスクとローリスクに対して異なるカットオフを作成する

ここでの最初のステップは，すべての人間をハイリスクとローリスクのいずれかに分類できるという期待を捨てることだった。我々は，症例を分類する際に，標準的な1つの閾値によるのではなく，2つの閾値を用いることを決定した。1つはハイリスクの症例，もう1つはローリスクの症例を見分けるための閾値である。Shah[197]の研究から，この2つの閾値の間に位置する症例，つまりどのような保険数理学的予測式を用いても，ハイリスクかローリスクか適切にアセスメントできないものがあることは避けられないと考えたのである。このような中間的な症例の示すリスクの程度は，サンプル全体の基準率とは統計学的に区別できないが（したがって，このような症例を「平均的リスク」グループと呼ぶ），リスク範囲の両極端に位置する症例に保険数理学的な視点から焦点を当てることにより，極端な症例についての予測正確性を高められるかもしれない[136, 127]。

分類木分析の反復

分類木の予測正確性を向上させるための次のステップは，「平均的リスク」とされた症例を再分析することだった。すなわち，標準的な分類

木モデルのハイリスクまたはローリスクのグループに分類されなかった人を1つにまとめて再分析したのである。ここでの論理は，最初の分析の反復で分類されなかった人間は，分類された人間とは，いくつかの重要な差異を有している可能性があるということである。また，新しい分類木（つまり，まだハイリスクにもローリスクにも分類されていない人を分類するための分類木）を作り出すためのリスクファクターが得られるはずだということでもある。症例をまとめて再分析するプロセスは，追加でハイリスクかローリスクに分類しうる被験者のグループが現れなくなるまで続けられた。我々はその結果得られた分類ツリーモデルを「反復」分類木（"iterative" classification tree：略称ICT）と名づけた。

1つではなく2つのカットオフ値を用い，また標準的な分類木ではなく反復分類木を用いて分析することで，予測正確性はめざましく向上した。

複数のリスク評価の組み合わせ

最後に，暴力リスクのアセスメントにおけるICTモデルが成功したのは，データのオーバーフィット（すなわち，偶然の重なり）によるものではないかという懸念を抱いた。この懸念から我々は，各症例について複数のリスクアセスメントを得るために，いくつかの異なるICTモデルにより評価を行うことにした。すなわち，多くのさまざまなリスクファクターを選んでリード変数とし，それをもとに分類木を作成したのである。これらの複数のリスクアセスメントを組み合わせていくうちに，個々のリスクアセスメントが，基本となる重要な構成物，つまり暴力リスクの指標であると我々は考え始めた。多くの分類木においてハイリスクのカテゴリーに入る得点を取った患者は，ハイリスクのカテゴリーに入る得点を取った分類木がより少なかった患者に比べて暴力的である傾向が強いという考えが基本となっている。（同様に，多くの分類木でロ

ーリスクのカテゴリーに入る得点を取った患者は，ローリスクのカテゴリーに入る得点を取った分類木がより少なかった患者よりも暴力的である傾向が弱い）。さまざまなICTモデルで得た多重のリスクアセスメント——ここではどうしても「森（forest）」という言葉を使いたいという誘惑に駆られる——を用いた，予測正確性は今回もさらに大きく向上した。多重のリスクモデルを使うと，いずれかのモデルを単独で使うよりも，はるかに正確であった。

結論

　暴力リスクアセスメントは，世界中の精神保健法でも用いられるようになってきた。ただ，この作業を独力でこなす能力のある臨床医は，現在でも決して多くはないことが報告されている。マッカーサー暴力リスクアセスメント研究は，暴力リスクを査定するための保険数理学的アプローチに対する関心の再起に基盤を置いている。我々は，既存の研究の方法論と，選択された有望なリスクファクターにおけるギャップを確認した。また，主効果ではなく樹木法を用いることとした。そして，ハイリスク症例とローリスク症例を確認するために，それぞれ別のカットオフ値を選び，できるだけ多くの症例をこれら両端のリスクカテゴリーに分類するため，分類木分析を反復した。最後に，患者がどの程度一貫した結果を出すか，またこの一貫性が暴力リスクに関係しているのかどうかを知るために，多くの異なる分類木を作成した。これらのステップを重ねることで，我々が当初期待していた結果が生み出された。

　マッカーサー暴力リスクアセスメントの方法論は，巻末の付録Aに詳しく記されている。以降の各章では，我々の観察した暴力（第2章）や，主要なリスクファクター——「犯罪学的」なもの（第3章）と「臨床的」なもの（第4章）——に関する知見についての要約，そして反復分類木分析の開発についての説明（第5章），これらの分類木を組み合

わせる方法（第6章）について述べる。最後に，リスクアセスメントとリスクマネージメントの実践において，我々の研究が持つ意味について考察して締めくくる（第7章）。

2

地域社会における患者の暴力

　患者が将来，暴力を起こす可能性があるかどうかを評価する臨床医は，「患者の暴力」の定義は厳密には何であるかという，単純だが決して一筋縄ではいかない疑問に取り組まなければならない。さまざまな臨床的予測の作業の中でも繰り返し指摘されてきたように[133,55]，その予測が保険数理学的手法と臨床的手法のどちらを用いるものであっても，何が予測されるのかという明確なイメージのないままに，予測の正確さを高めることは困難である。

　しかしながら，懸念される暴力を定義するというこの最初の作業は，臨床医が患者の暴力一般について正確な全体像のイメージを持っているかどうかに大きく左右される。暴力のリスクが高いと評価された患者が暴力をふるう可能性は，調査対象となった患者グループのさまざまなタイプの暴力の基準率（base rate）と比べるとどうなのか，また，病院から退院した後，このような行動を起こす確率は時間の経過に伴ってどのように変化すると予測されるのか，という2点を知ることが必要である。この種の情報は，どのようなタイプの暴力が予測されるか，あるいは避けられるかという判断の枠組みを形成する[206]。

　残念ながら，患者の暴力の性質に関する情報は比較的限られている。それは主に研究者が，地域社会における暴力に関して，全般的に不十分

な測定基準を用いてきたためである．多くの研究者は単純に，逮捕や病院への再入院を暴力の指標としており，患者の自己報告による研究の多くは，それぞれの事件の詳細には触れない大まかな質問によるものである（例：文献226）。患者自身による詳細な報告と，患者の活動をよく知っている第三者による報告が用いられている研究もいくつかあるが（例：文献114, 117, 223），このような事件背景にある患者の力動を探るべく，患者が暴力に至る文脈までをも考慮した見解を提供している研究者はごくまれである．さらに，これらのさまざまなタイプの測定手段は，司法病院への収容に相当する患者群であるのか，外来による治療命令に相当する患者群であるのかを選別するために，入院中の患者から退院した一般患者までのあらゆる患者に用いられてきた．その結果得られたものは，患者の暴力についての不明瞭な実態だけであった．

　これらの研究を通じて，注目に値するような一貫性のある事象と一貫性のない事象が見られている．患者の暴力は，事件が起きた場所は患者自身の家であったり誰か他の人の家であったりするものの，家族や親しい知人に対してより頻繁に発生しているというエビデンスが得られている．また，ほとんどの事件は，素手での殴り合い程度の暴力にとどまるというエビデンスもある[159, 214, 223]。しかしながら，精神障害者による深刻な暴力が精神疾患によって起こったものであるのか明確に区別する方法については，まだ大きな議論の残るところである[235, 219]。

　マッカーサー暴力リスクアセスメント研究は，患者の暴力について，過去の研究で一般的に示されてきたものよりも詳しい見解を打ち出し，この分野の研究を推し進めている．この見解は，臨床医が患者の暴力の可能性について判断するときの背景となっており，さらには，より有用な情報を得られる可能性のある，より区別化した方法で患者の暴力について検討するという今後の研究の出発点ともなっている．

情報源

　マッカーサー暴力リスクアセスメント研究で用いられた手法は，巻末付録Aにすべて記載した。簡潔に述べると，ペンシルバニア州ピッツバーグ市，ミズーリ州カンザスシティ市，マサチューセッツ州ウースター市の公立救急病院から，入院事例についてのサンプル調査を行った。この際，18～40歳の英語話者であり，白人，アフリカ系アメリカ人，ラテンアメリカ系民族で，かつ思考障害や感情障害，薬物乱用，人格障害の病歴のある患者を選択した。

　患者は病院で，面接調査員と研究臨床医の両者と面談した。幅広いリスクファクターが評価され，属性因子（例：年齢，性別）や経歴因子（例：精神科病院への入院歴，暴力歴），状況因子（例：周囲からの支援，ストレス），臨床因子（例：診断，具体的な症状）などが含まれている。評価された全134のリスクファクターを巻末の付録Bに掲載した。

　地域社会における暴力的な事件の発生とその詳細を確認するために，3つの情報源が用いられた。つまり，患者との面談と，患者に近しい個人（すなわち，患者の生活に何が起きていたか知っている人物として，患者がその名前を挙げた者）との面談，そして公的な情報源（逮捕歴や病院の記録）がすべてコード化され，比較された。患者とその関係者は，患者が病院を退院してから1年間にわたって，10週間ごとに5回の面談を受けた。

暴力のタイプ

　ここで報告する分析では，暴力的な事件のタイプはたいてい2つの大きなカテゴリーに分けられる。第一のカテゴリーは，「暴力」と分類されるもので，比較的深刻な性質を持つ。身体的傷害を負わせた殴打行為，性的暴行，武器を用いた攻撃的行為，武器を用いた脅迫などがある。

「武器による脅迫」とコード化されるのは，対象者がその事件が起こった際に武器を所持している場合のみである。武器を入手するのだと言った場合や，使用できる状態にあっても所持していなかった場合（例：部屋のタンスの中にある）には，武器による脅迫とは見なさない。

第二のカテゴリーは「その他の攻撃的行為」であり，殴打しても傷害には至らなかった事例などである。言葉による脅迫は，その他の攻撃的行為には含まれない。従来の研究は（そのほとんどは施設内での暴力についてのものであるが）言葉による脅迫を暴力的行為に含めるものが多いが，我々は，そうした行動は，地域社会の中で正確に記録化することは困難であり，またその有用性も限られていると判断し，患者が他者を危険にさらしたり，あるいは他者に対して何か物理的な被害を生じさせるような行動を起こそうとしたりした場合の行動を調べることにした。したがって，ここで報告されている発生率と，他の調査者が計算した発生率とを比較する際には，注意が必要である。

この2つのカテゴリー（暴力とその他の攻撃的行為）を用いた分類体系では，実際に傷害を負わせることと，確実に大きな危害を及ぼすであろう脅迫行為とを区別している。我々がこれを区別したのは，精神障害を持つ患者の暴力について，より区別化された見解を提供し，患者の生活における暴力に関する見解を，誤った形で伝えてしまうことを避けるためである。患者の暴力を非常に包括的なカテゴリーでくくり，そこにすべての事例を「寄せ集める」定義を用いて，精神障害を持つ人による暴力はほとんど日常的なことだと結論づける者がいるかもしれない。一方で，非常に限定的な定義を用いれば，この問題の重要性を過小評価してしまう可能性もある。事例を少なくとも2つのカテゴリーに分類して考察することにより，読者は，これらの行為の範囲を理解し，患者の生活における暴力についてよりバランスのとれたアセスメントが行えるだろう。さらに，特定の症例に見られる特徴と「患者の暴力」の発生との関係やそのパターンは，どこで結果測定の境界線が引かれるかによって

大きく異なる可能性がある．比較的激しい暴力に関連する因子は，比較的軽い暴力に関連する因子と同じかもしれないし，そうでないかもしれない．

分析単位

　我々の選択した情報源は，患者の地域社会における生活の中で起きた暴力的な事件を詳細に叙述している．暴力の激しさや，それに関わった人物，その事件が起こった場所などについての詳細な情報がわかる．病院退を退院した後の1年間をフォローアップ期間として繰り返し面談が行われたため，時間の経過に沿った暴力行為のパターンについての情報もある．ここでの目的に合わせ，我々はこの情報を3つの方法で考察した．データを叙述するそれぞれの方法には，情報提供の手段と将来の研究に向けた異なる利点がある．

　まず，事例を分析の単位としてデータを考察することができる．すべての事例を細分化していけば，これらの事例のうち，いくつが家族の間で起きたのか，そしていくつの事例で武器が使用されたのかといった事象を確認できる．このアプローチでは，患者の誰かが複数の事件に関与していても，それには関係なく，患者がかかわった事件の範囲とタイプについての情報が得られる．退院後の1年間における約1,000人の患者サンプルについて，広い視野から暴力の状況が見られるのである．

　第二のアプローチは，個々の患者を分析の単位としてとらえ，各患者の暴力への関与の仕方に応じて分類する，あるいは特徴づけるものである．たとえば，特定のフォローアップ期間に何らかの暴力をふるったかどうか，繰り返し暴力をふるったかどうかなどによって，患者を分類する．このようにデータを調べると，患者はその暴力行動に関する要約変数に基づいてグループ分けされることになる．また，そのグループ化に関係する個々の症例の特徴も確認できる．このアプローチは，この分野

の研究で従来からもっとも一般的に取り入れられていたものである。なぜなら，この方法を用いれば，臨床的な評価の後の一定期間内に暴力をふるう可能性によって患者を分類する方法について手掛かりが得られるかもしれないからである[152]。

　最後に，ある期間を通してデータのパターンを調べることができる。調査対象者が暴力をふるう頻度やタイミングはさまざまである。最初に暴力的な事件が起きるまでの期間や，フォローアップ期間に事件がどのように分布するかなどのファクターを考慮すれば，退院後の患者が暴力をふるうリスクがいつ上昇し，いつ低下するのかについての手がかりが得られる。個々のパターンがわかれば，独特なリスクの特徴を持つ患者のサブグループも明らかになるかもしれない。

暴力事件の種類

　表2.1は，1年間のフォローアップ期間中に報告された，暴力事件のタイプを示している。表のとおり，1年のフォローアップ期間中に起きたすべての暴力事件の中で，もっとも高い比率を占めるのは，叩く，打ちのめす（49％）であった。一方，武器の使用や脅迫も非常に高い比率で発生していた（29％）。また，その他の攻撃的行為に該当する事件の大半（74％）は，平手打ちやつかむ，突き飛ばす，物を投げるといった行為であった。

　観察された暴力やその他の攻撃的行為のほとんどは，家庭という環境の中で，近しい関係の者に対して行われた。配偶者や恋人，その他の家族が，患者との事件に巻き込まれる可能性がもっとも高いことは明らかである。さらに，暴力行為（69％）とその他の攻撃的行為（75％）のほとんどが，患者か相手の住居で起きていた。

　公共の場で起きた事例のほとんどは街頭であった。職場における暴力，あるいは職場におけるその他の攻撃的行為の事例数が限られているのは，

表2.1. 1年間のフォローアップ期間における暴力行為とその他の攻撃的行為のタイプ，対象，発生場所

	暴力 (%)	その他の 攻撃的行為 (%)
A．暴力行為とその他の攻撃的行為のタイプ	(n＝608)	(n＝2668)
物を投げる，押す，つかむ，突き飛ばす，平手打ち	12.0	74.0
蹴る，嚙みつく，首を絞める，叩く，打ちのめす	49.3	22.0
性行為の強制	5.3	0.0
武器による脅迫，武器の使用	29.3	0.0
その他，タイプ不明	4.1	3.9
B．暴力行為とその他の攻撃的行為の対象	(n＝558)	(n＝2366)
家族	51.1	61.9
配偶者	23.3	23.3
恋人	13.8	15.2
養育者	2.5	3.6
子ども	2.5	6.7
その他の家族・親族	9.0	13.1
友人・知人	35.1	27.2
見知らぬ人物	13.8	10.9
C．暴力行為とその他の攻撃的行為の起きた場所	(n＝552)	(n＝2362)
被験者の家	43.3	60.8
その他の住居	25.7	13.9
街頭・戸外	21.6	14.9
バー	4.5	4.4
外来クリニック	0.7	1.1
職場	0.5	1.7
その他	3.7	3.2

このサンプルにおける雇用率が比較的低いことに関係している可能性がある（フォローアップ期間のうち少なくとも一度はパートタイムまたは常勤での雇用の経験があると報告しているのは，約55％のみであった）が，これはまた，職場という環境的な影響を示唆しているかもしれない。

その影響を選り分けるには，職場で実際に過ごした時間についてのデータを得て検証することが必要になるだろう。街頭で起きた事件の割合が多いのは，他人との衝突がエスカレートして，公共の場から出ていくよう求められるという経緯を反映している可能性がある。事件報告書が再調査されたうえで，対立を促進したと考えられる要因の種類や，特定の状況的特徴の有無が，事件の結果にしたがってコード化された（文献215参照）。我々は，どのように当事者らが集まったのか，アルコールの使用があった事件はいくつあるか，患者はその当時，薬物治療を受けていたのかといったことに関心を持っていた。これらの因子を考慮すれば，報告された事件の状況的文脈について，通常入手できるよりさらに詳しい断片を垣間見ることができる。

暴力的な事件はたいてい，患者の通常の生活の中で起きているようである。情報の得られた473件の暴力事件のうち，過半数（56％）は，規則正しい日課の最中に起きており（例：食事，娯楽活動），その他は，相手の当事者と偶然に遭遇したことから起きている（24％）。調査対象者あるいは相手の当事者が，危害を加える意図をもって相手に暴力行為を行ったのは，このうちわずか13％であった。

表2.2は，記録された事例に伴ういくつかの状況的特徴を要約したものである。すべての事件について各特徴の情報を収集することはできなかったが，これらの割合は，情報が収集できた範囲での，各特徴を持つ事件の比率を示している。

一般集団における暴力に関する他の研究で明らかにされているとおり[249]，アルコールの使用はこういった事件においては常に見られる特徴のようである。加えて，これらのデータからは，暴力の可能性に服薬コンプライアンスが与える特別な影響について評価することはできないものの（第7章参照），暴力的な事件の約4分の1（処方薬の投薬を受けていると報告した49％のうちの54％）が，患者が処方薬を服用していない状況で起きたことは特筆に値する。しかしながら，事例のうち，患

表2.2. 暴力的な事件が起きたときの患者の行動

患者の活動	合計	%
事件の直前に飲酒	499	54.1
事件の直前に違法薬物を使用	488	23.0
事件が起きた時点で向精神薬の処方を受けていた*	494	49.4
事件が起きた時点で妄想的思考を持っていた	434	7.4
事件が起きた時点で声が聞こえていた	466	5.2
事件の結果，精神病院に収容された	476	6.7
事件の結果，逮捕された	479	15.7

*その期間に薬物が処方されていたと患者が報告した事例の数。薬物を処方されていながら，その事実を報告していなかった人数は不明。

者が精神病症状（例：妄想，幻覚〈文献236参照〉）を活発に呈している際に事件が起こったものはごく少数（10％以下）であり，事件の結果，患者が逮捕されるに至ったものもごく一部分だけだった。

面接調査官はまた，どのようにその争いが収束したのかについても尋ねた。この情報が得られた事例（n＝463）のほぼ半数（45％）において，対象者あるいは相手の当事者が単にその場を去ったか，当事者が相手に，「十分な」傷害を負わせた時点でけんかをやめたと報告されていた。もう1つの大きな比率を占めた理由は（37％），第三者（19％）か警察（18％）の仲裁によって収束したというものだった。ただし，これらの事件について，警察などの公式記録に残されているものはわずかしかないことは明らかである。

患者と事件の関連

各患者を特定のタイプの事件と結びつける方法はいくつかある。もっとも基本的かつ多くの情報の得られる方法は，特定の10週間または全フォローアップ期間に，患者が暴力やその他の攻撃的行為を行ったかどうかを調べることである。最初にこの結果についてデータを調べたとき，情報源によって，暴力事件を起こした症例の発生率が大きく異なること

表2.3. 情報源別に見た，フォローアップ期間に暴力行為やその他の攻撃的行為を行った患者の割合（n=951）

情報源	情報源別に見た暴力の割合（%）	暴力の累積的割合（%）*	情報源別に見たその他の攻撃的行為の割合（%）	その他の攻撃的行為の累積的割合（%）*
当局の記録	4.5	4.5	8.8	8.8
被験者	22.4	23.7	44.6	47.7
関係者	12.7	27.5	31.8	56.1

*累積的＝当局の記録のみ（1行目），当局の記録と患者の自己報告の合計（2行目），当局の記録，患者の自己報告，関係者の報告の合計（3行目）。

に，我々は衝撃を受けた。

　表2.3は，全フォローアップ期間に暴力事件があったと分類される症例の割合を，情報源別に表している。これらの結果に基づいて考えるならば，このサンプルにおける暴力事件の発生率を見積もる際，自己報告と公式記録のどちらを用いるかによって大きな違いが出てくる。入手可能な情報源をすべて用いることで，事件の件数とタイプについて，はるかに完全で詳細な実態を把握することが可能になる（ここで報告される残りの分析では，このアプローチが用いられている）。公式記録のみを用いれば，フォローアップ期間に暴力事件を起こしたのはサンプルのわずか4.5％に過ぎないと概算したであろう。公式記録と患者自身の報告，関係者の報告を合わせて用いれば，この概算は27.5％にまで上がる。この数値は，調査を受けた患者において暴力事件が大きな割合で起きることを示している。

　また，報告された事件のほとんどが，患者自身の報告で確認されたということも明らかである。患者の報告によって患者の22.4％が暴力的な事件を起こしたことが確認され，さらに関係者の報告から，3.8％のケースが追加で確認されたにすぎない。このように，関係者の報告を使用することによって暴力をふるったケースの「収穫」がおよそ17％増え

るが，このアプローチではこの17％の増分を得るために，非常に大きな努力と費用を要することになる．ただし，この研究デザインにおいては，暴力の過少報告を最小限に留めるために，ほとんど理想的な状況（例：スタッフからの影響がないこと）を提供したという点には注意したい．他の研究デザインでは過少報告の傾向が強くなっており，関係者のデータはより大きな意味を持つと思われる．

このサンプルには，暴力あるいはその他の攻撃的行為を2回以上起こした調査対象者が非常に多かった．表2.4と表2.5は，暴力あるいはその他の攻撃的行為を含む事件を繰り返した対象者数を表している．暴力的な事件を起こした者（n＝262）のほぼ半数（45％）は，2回以上の事件を起こしている．その他の攻撃的行為を起こした者（n＝529）のうち，3分の2（67％）は1年の間に2回以上の事件を起こしている．

報告された暴力あるいはその他の攻撃的行為の多くは反復性があることから，各対象者について報告されたもっとも深刻な事件や最初の行為によって，ケースを特徴づけていくことは有用である．表2.6では，全フォローアップ期間を通して，各対象者についていずれか1つの事件のみが示されている．これを，すべての事件がまとめられている表2.1の情報と関連づけて読めば，非常に多くの情報が得られる．表2.6にある事件の特徴を表2.1（のべ事件数）の特徴と比較すると，繰り返して観察された事件をすべて含めた場合には，患者の暴力が一般的にどのような様相を呈するのかが非常に見えにくくなってしまう．もし繰り返して暴力をふるう患者が絶えず特定の形態の暴力をふるうならば，その繰り返された事件を除外することで，患者の暴力の概略が違って見えてくるだろう．たとえば，暴力を繰り返すある人が，家庭内での暴力を突出して多く行う傾向がある場合，これらの対象者を1つの事件として扱えば，住居で起きた事件の発生率は，すべての事件を含めた場合の分析に見られるよりも低くなるだろう．

表2.6によれば，各症例を1つの事件（もっとも深刻なもの，または

表2.4. 退院した患者が1年間のフォローアップ期間に犯した暴力行為の数

暴力行為の数	退院した患者数
0	689
1	145
2	50
3	29
4	17
5	8
6	4
7回以上	9
事件の合計数＝608	合計人数＝262

表2.5. 退院した患者が1年間のフォローアップ期間に犯したその他の攻撃的行為の数

その他の攻撃的行為の数	退院した患者数
0	422
1	174
2	102
3	57
4	43
5	31
6	19
7	18
8	11
9	14
10～19	35
20～75	25
事件の合計数＝2,668	合計人数＝529

初めてのもの）に制限しても，行為のタイプやそのターゲット，事件の起きた場所の分布には変化はなかった。ほとんどの事件に喧嘩や武器による脅迫が含まれるという点には変わりなく，住居の中で家族に対して暴力が起こっていた。友人・知人を巻き込んだ事件の割合は，表2.1で報告されたものよりわずかに増加している。これは繰り返し暴力をふるう患者は，家庭内暴力を繰り返す傾向が比較的強い可能性があることを

表2.6. 1年間のフォローアップ期間における暴力のタイプ，対象，発生場所

	もっとも重大な暴力行為 (%)	最初の暴力行為 (%)
A. 暴力行為とその他の攻撃的行為のタイプ	(n = 262)	(n = 262)
物を投げる，押す，つかむ，突き飛ばす，平手打ち	11.8	15.3
蹴る，噛みつく，首を絞める，叩く，打ちのめす	45.4	51.5
性行為の強制	4.6	2.7
武器による脅迫，武器の使用	34.0	24.8
その他，タイプ不明	4.2	5.7
B. 暴力行為とその他の攻撃的行為の対象	(n = 251)	(n = 249)
家族	43.0	44.6
配偶者	17.9	19.3
恋人	7.2	8.4
養育者	3.6	3.6
子ども	2.8	2.8
その他の家族・親族	11.6	10.4
友人・知人	41.4	40.2
見知らぬ人物	15.5	15.3
C. 暴力行為とその他の攻撃的行為の起きた場所	(n = 250)	(n = 249)
被験者の家	45.6	45.3
その他の住居	18.8	18.6
街頭・戸外	26.4	27.5
バー	4.4	4.5
外来クリニック	0.8	0.8
職場	0.4	0.4
その他	3.6	2.8

示しているが，その差は劇的なものであるとはいえない。全体としてこれらの結果は，繰り返し暴力をふるう患者と，1回ないし数回の暴力の患者とは，一般的に同じタイプの事件に関与しているということを示唆している。つまり，暴力を繰り返す患者は，1回のみの患者が行うのと

表2.7. 各フォローアップ時期における，患者による暴力行為とその他の攻撃的行為の発生率

	患者サンプル合計			
	n	暴力(%)	その他の攻撃的行為のみ(%)	暴力またはその他の攻撃的行為(%)
入院前*	1136	17.4	25.8	43.2
フォローアップ1	852	13.5	25.2	38.7
フォローアップ2	818	10.3	22.7	33.0
フォローアップ3	755	6.9	18.8	25.7
フォローアップ4	739	7.6	18.0	25.6
フォローアップ5	726	6.3	14.2	20.5
1年間合計	951	27.5	33.0	60.6

*自己報告のみ

表2.8. 各フォローアップ期間における，患者による暴力行為とその他の攻撃的行為の発生率

	患者サンプル合計		
	n	2回以上の暴力行為(%)	2回以上のその他の攻撃的行為のみ(%)
フォローアップ1	852	4.2	15.5
フォローアップ2	818	2.7	14.3
フォローアップ3	755	2.0	9.4
フォローアップ4	739	1.6	8.5
フォローアップ5	726	1.2	6.2
1年間合計	951	12.3	37.3

同じタイプの暴力行為を，より多くの回数行っているだけであるようである。

1年間のフォローアップ期間を通じて，暴力やその他の攻撃的行為がどのように変化するかを見ることも有益である。表2.7，表2.8，表2.9では，各フォローアップ期間に暴力やその他の攻撃的行為を行った患者

2　地域社会における患者の暴力　29

表 2.9.　対象者 1 人あたりの暴力行為とその他の攻撃的行為の回数

<table>
<tr><th rowspan="3"></th><th colspan="3">暴力行為</th><th colspan="6">患者サンプル合計</th></tr>
<tr><th rowspan="2">被験者数</th><th rowspan="2">行為の回数</th><th rowspan="2">被験者 1 人
あたり平均
回数</th><th colspan="3">その他の攻撃的行為</th><th colspan="3">暴力またはその他の攻撃的行為</th></tr>
<tr><th>被験者数</th><th>行為の回数</th><th>被験者 1 人
あたり平均
回数</th><th>被験者数</th><th>行為の回数</th><th>被験者 1 人
あたり平均
回数</th></tr>
<tr><td>フォローアップ 1</td><td>115</td><td>202</td><td>1.8</td><td>283</td><td>894</td><td>3.2</td><td>330</td><td>1096</td><td>3.3</td></tr>
<tr><td>フォローアップ 2</td><td>84</td><td>153</td><td>1.8</td><td>238</td><td>734</td><td>3.1</td><td>270</td><td>887</td><td>3.3</td></tr>
<tr><td>フォローアップ 3</td><td>52</td><td>113</td><td>2.2</td><td>170</td><td>388</td><td>2.3</td><td>194</td><td>501</td><td>2.6</td></tr>
<tr><td>フォローアップ 4</td><td>56</td><td>83</td><td>1.5</td><td>159</td><td>372</td><td>2.3</td><td>189</td><td>455</td><td>2.4</td></tr>
<tr><td>フォローアップ 5</td><td>46</td><td>57</td><td>1.2</td><td>125</td><td>280</td><td>2.2</td><td>149</td><td>337</td><td>2.3</td></tr>
<tr><td>1 年間合計</td><td>262</td><td>608</td><td>2.3</td><td>529</td><td>2668</td><td>5.0</td><td>576</td><td>3276</td><td>5.7</td></tr>
</table>

数と，各期間について，報告された事件の平均件数を示している。表2.7から，退院後，時間が経つにつれて，暴力やその他の攻撃的行為にかかわるサンプル内の対象者数が減少していることは明らかであり，退院20週後には，事件を報告された患者の数は著しく減少している。また，フォローアップ期間を通じて，患者1人あたりの事件の割合も減少しているようである。表2.8は複数の暴力やその他の攻撃的行為を起こしたケースが，フォローアップ期間が進むにしたがって減少していることを示している。表2.9でも同様に，各フォローアップ期間に暴力やその他の攻撃的行為を起こした患者の，1人あたりの行為の回数も，時間の経過につれて減少することを示している。以上の結果をまとめると，このサンプルに含まれた患者は，退院後の最初の20週間にもっとも暴力にかかわりやすく，暴力やその他の攻撃的行為を繰り返す可能性も，退院直後の期間が過ぎた後には減少していくことがわかる。

　フォローアップ期間を通した全体的な暴力の発生率と暴力にかかわる割合の低下は，いくつかの異なるプロセスを経て生じている可能性がある。おそらく，もっとも明確な説明は，地域社会に長くいればいるほど，患者が暴力をふるう可能性は単純に低くなるというものである。しかし，この説明は，数字上の減少が，時間の経過に伴う実際の患者の行為を反映しているという仮定に基づいたもので，方法論的に得られたものではない。

　この結果については，次の3つのアーチファクトによる説明が可能であるかもしれない。まず，暴力的な患者が脱落したという可能性である。言い換えれば，研究の過程で，フォローアップのインタビューができなくなった患者に，暴力的な患者が多かった可能性があり，それにより各フォローアップ期間について，全体的に暴力の比率が低くなったということである。第二に，暴力的な患者は研究が進むにつれ，街頭に出ることが減っていった可能性もある。暴力的な行為を犯したために，刑務所や病院に収監されたかもしれず，したがって，その後のフォローアップ

表2.10. 暴力データが不足していない患者における，暴力行為とその他の攻撃的行為の発生率

	暴力データが不足していない患者サンプル (n=536)		
	暴力行為 (%)	その他の攻撃的行為 (%)	暴力行為またはその他の攻撃的行為 (%)
入院前*	14.4	24.3	38.6
フォローアップ1	11.2	23.7	34.9
フォローアップ2	7.1	23.5	30.6
フォローアップ3	6.0	17.5	23.5
フォローアップ4	6.7	17.0	23.7
フォローアップ5	5.8	14.2	20.0
1年間合計	25.2	34.7	59.9

*自己報告のみ

期間に暴力をふるうことを続けられなかったのかもしれない。最後に，繰り返し面接が行われるため，報告に偏りが生じた可能性がある。対象者は暴力を報告すると面接時間が長引くことを知り，それを避けるために暴力の報告をしなくなったかもしれない。

我々はこれらのアーチファクトによる説明が可能であるかを検証し，そのいずれも，1年間のフォローアップ期間を通じて観察された全体的な発生率の減少を説明するものではないという結論を得た（検証については文献214に詳細に報告されている）。5つすべてのフォローアップ面談に参加した患者を調べたが，同様の発生率の減少が見られた（表2.10）。また，地域社会から離れていた時間と対象者減少の影響やこれらのプロセスに関する修正を組み入れても，発生率の概算の変化はわずかなものであるという結果を得た。最後に，面接の内容について，もし対象者が面接時間を短縮するために選択的に情報を報告していたなら，同じように報告が減っていたはずの他の項目についても調査したが，そのようなパターンは発見されなかった。

我々が，文献214でも述べたように，「この減少を説明する現実的な仮説は多数ある」（文献214のp. 400）。治療や社会支援によるプラスの影響

は，入院加療後，地域社会の中で暮らすうちに時間の経過とともに影響力を現してくる可能性もある。あるいは，暴力に関係するような活発な症状が現れる期間については現在の治療とは関係なく入院期間中の良好な状態が持続しており，単に1年間のフォローアップ期間中には症状が治まっていったにすぎないという可能性もある。

経時的にみた暴力の個人パターン

　我々はまた，暴力的な事件の起こるタイミングについても調査した。研究文献では，一定の期間内に患者が暴力をふるう確率はよく注目されているが，暴力的行為の切迫性，すなわち退院後，どのくらい早い時期に暴力が起きるかについては，ほとんど何も知られていない。さらに，発生率によってケースを分類するためのリスクファクターの同定には注力されてきたが，時間の経過に伴う暴力曲線による患者サブグループがどの程度存在するのかについてはほとんど知られていない。しかし，退院後すぐに暴力行為を行った患者は，退院後20週目（あるいは20カ月目）まで暴力行為を行わなかった患者より，高い暴力「リスク」があるとするのは，妥当な考え方であると思われる。さらに，時間的経過にそって特定のパターンの暴力をふるいがちな患者のサブグループを確認できれば，臨床医にとって大きな実用的価値があるだろう。

　1年間のフォローアップ期間に暴力をふるった患者が，その期間中に初めて暴力を起こした日までの平均日数は130日，中央値は106日だった。平均値と中央値に差があるのは，最初の事件までの時間の分布が，左方にひずんでいることを示している。つまり，対象者の大半が最初の事件を，退院後1年間の比較的早い時期に経験しているのである。これを図2.1に示した。最初の暴力までの時間（退院からの日数）の危険率が描かれている。この曲線は，患者が退院後の一定の期間内に，最初の暴力を起こす可能性の高さを示している。退院後150日以内は，患者が

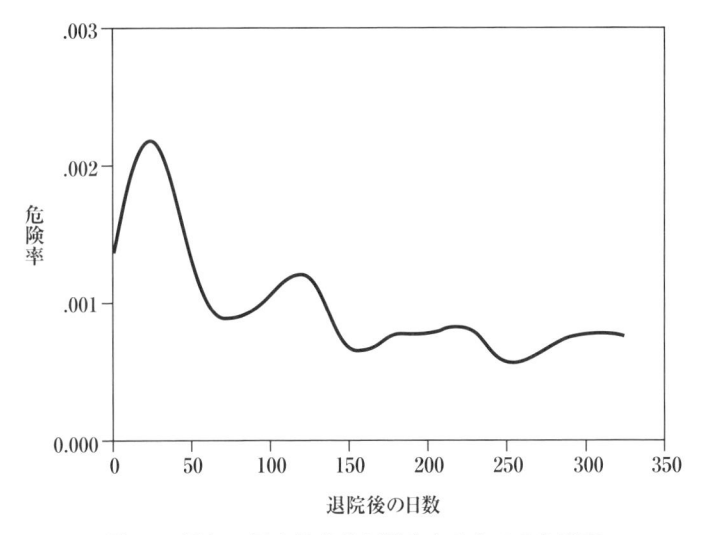

図2.1. 最初の暴力的事件が発生するまでの危険率

最初の事件を起こすリスクが比較的高いことがわかる。

　また，フォローアップ期間を通じて異なる暴力のパターンを示すことを経験的に同定しうるサブグループについても検討した。我々が疑ったのは，退院直後から立て続けに暴力を起こした患者グループと，フォローアップ期間のかなり経過した時点で暴力を起こした「晩成型」のグループがあるのではないかということだった。Naginら[156, 111, 157]によって開発されたセミパラメトリック・モデルを用いて，時間の経過に伴う異なる暴力のパターン，つまり「軌道」を探した。このアプローチでは，フォローアップ期間を通して異なる暴力のパターンを示すような経験的にも識別可能な対象者グループが存在するかどうかが調べられた。暴力のパターンを推測的に述べるのではなく，データを分析して可能性のあるパターンが調べられた。たとえば，もし，早期に暴力事件が見られた患者のグループと，暴力が徐々に促進された患者のグループがはっきりと存在していれば，フォローアップ期間を通じた行動の「軌道」の存在をモデルで確認できるだろう。

この分析により，サブグループが2つだけのモデルが，説明率がもっとも高いことがわかった。一方のグループは暴力にまったく関与しなかった患者で，もう一方は，暴力への関与が経時的に減少していった患者のグループであった。言い換えれば，暴力にかかわった患者はすべて，時間の経過とともに暴力への関与が減少するという一般的なパターンと同一のパターンをたどっていた。フォローアップ期間の時間経過に伴って，異なる暴力パターンを示すサブグループはないようであった。

結論

　ここでは地域社会における患者の暴力について概観し，報告された事件の件数やタイプのほか，時間的経過を追った行動パターンについても，詳細に説明している。これらの患者の生活の中で生じた暴力には，注目すべき規則性があり，また，将来の研究で取り組まれるべき数多くの疑問点もまだ残っている。

　観察された内容でもっとも注目すべき点はおそらく，多くの患者の生活において暴力はまれな事件ではないという単純な事実だろう。患者のおよそ4分の1が，1年間のフォローアップ期間に暴力行為があったことを報告しており，さらにその約半数が2回以上経験している。さらに，本研究の対象となった患者はこれらの事件について自ら語ったが，もし我々が尋ねなかったとしたら，これらの事件のほとんどは記録化されることはなかったであろう。臨床医は，暴力について尋ねたときに，暴力は一般に考えられている以上に重要な，地域社会への適応の一因子であることに気づくかもしれない。過去に起きた暴力事件の詳細について，さらに体系立てて日常的に記録し，踏み込んだ調査を行うことは，臨床医にとっても有益であるに違いない。

　しかしながら，このサンプル内で報告された暴力のレベルを見て，入院歴のある患者は単に入院していたからという理由で，必ずしも地域社

会の他の人よりも危険だといえるわけではないことを心に留めておくことが重要だ。これらのデータを用いた他の報告でも，このサンプルの患者の中で，薬物関連障害を併存していなかった者については，同じ近隣住民よりも暴力行為を犯す可能性が高いわけではないということを示した[214]。ただし，入院歴のある患者らは，より薬物乱用にかかわる傾向が強かった。

　さらに，患者個人の特性に加えて，近隣地域の状況が，患者が暴力にかかわる傾向に明確な影響力を持つことも示されている（第3章参照）。ここで報告された患者の暴力は，他の暴力と同様，社会生活の中で起こったものであり，ここで報告されているすべての暴力発生率の数字が示す意味を理解するには，その社会的な文脈が果たした役割についてもよく吟味することが必要である。

　患者の暴力の力動に関する今後の調査では，ここで報告されたデータから得たもう1つの単純な観察結果について考慮することが有用だと思われる。すなわち，これらの患者によって報告された暴力には，精神障害を持たないサンプルから報告された暴力と同じ特徴が数多くあるということである。家族や親しい知人が暴力事件に巻き込まれる傾向がもっとも強く，たいていの事件は誰かの家で起き，そこではアルコールが大きな役割を演じているようである。さらに，患者が関わる暴力事件のほとんどは，規則的な日常の活動の中で起こっている。暴力的な患者が誰かを傷つけようという強い意図を持って行動しているというシナリオは多くはなく，暴力事件は毎日の生活における出来事の流れの中で起こっている。つまり，一般に，患者の暴力というのは，不合理な行動の際立った形態というよりは，「精神障害を持つ人がかかわる暴力として概念化するのがもっとも合理的だと思われる。

　最後に，これらの調査結果から，暴力の可能性を減少させるという目標達成のためには，退院後，早い時期に患者に対して適切なサービスを提供することが必要であるということを強調しておく。患者は退院後の

最初の20週間の間に，暴力に関与するリスクがもっとも高かった。そして全サンプルを通じて，このパターンはかなり一律に見られるようである（すなわち，異なったパターンを示す患者のサブグループは確認されなかった）。サービスの提供についてこれらの調査結果が示唆することは明確である。退院直後の数カ月に地域社会において，より焦点を絞ったケアを行うことが，暴力を減少させるために価値ある投資であろう（第7章参照）。

　次章以降では，我々は，患者が暴力行為に関与したのは（本章で定義したとおり）病院を退院した後の最初の20週間であるか，全フォローアップ期間であるかという点から，暴力について検証することとした。本章でも示されているように，これは，暴力行為の説明の仕方の1つにすぎない。時間の経過とともに変化する暴力の発生率や，家族に対する暴力といった，特定のタイプの暴力に関与する割合についても観察することができた。将来，このように暴力をさらに細かく区分して研究することは，まちがいなく価値のあることだろう。ある変数が，特定の暴力のタイプについては予測性があっても，その他のものについては予測できないということもあり，そのような可能性については確かに調査していく必要がある。

　しかしながら，これ以降は，より簡潔でより関連のある結果を選択して取り上げる。一定の期間内に患者がある程度の深刻な事件に関与したら，それが何を意味するのかは誰でも理解できる。本書の残りの部分では，データを最大限に活用するために，退院後1年間に起こった患者の暴力に関係すると思われる因子について検討している。また，退院直後の20週間にも注目する。なぜなら，この時期は患者がもっとも暴力を犯すリスクの高い時期であるとともに，臨床医や精神保健システムが，退院後の暴力の可能性を減少させるための措置を講ずる合理的な時期だと考えられるからである。

3

「犯罪学的」リスクファクターの検証

　これまで，精神障害を持つ人の暴力リスクの評価方法に関する臨床医のためのガイダンスは，数多くの「カギとなる」リスクファクターに注目するよう強調してきたものが多い。たとえばMonahan[138]は，臨床的に妥当性があるとされる暴力に関する10のリスクファクターを特定している。さらに最近では，Websterら[245]が，20のリスクファクターのリストを作成し，それが包括的な臨床的リスクアセスメントに役立つとしている。

　マッカーサー暴力リスクアセスメント研究は，中核となる数多くのリスクファクターと，退院後の暴力との関係を検証する機会を得た。暴力と精神障害に関して現在ある学説と研究，および臨床医の豊富な経験から選り抜かれた，さまざまな変数に関して，患者が評価された[211]。この変数を選択する過程で，リスクファクターとなりうる134の因子が特定され（この分野の専門用語については文献109参照），本研究において測定された。これらの各変数を個別に取り上げたときの，退院直後からの20週間に起きた暴力との間に予測される関連性については，付録Bに挙げられている。ここでは，個々の変数についてのオッズ比が，約1.0（過去の入院回数）から約4.0（サイコパシー）までさまざまであることがわかる[1]。

後の章では，これらの個々の変数をどのように組み合わせれば暴力リスクアセスメントの有効なツールを作ることができるかについての主要な調査結果を紹介するが，その前に，本章と次章で，これらの多くの個々の変数から明らかになったことを述べておきたい。我々は，暴力リスクアセスメントの分野で臨床的，また理論的に突出したものから，着目すべき変数を選んだ。そして，犯罪学の文献で長い間暴力の主要なリスクファクターであると考えられてきた変数と，臨床医によって暴力の重要なリスクファクターとして位置づけられてきた変数との両方について，詳述することにした（文献248参照）。本章で取り上げる「犯罪学的」変数は，性別，暴力歴と犯罪歴，児童期の体験，居住地域である。また，次章で扱う「臨床的」変数は，診断，サイコパシー，妄想，幻覚（幻聴），暴力的思考，怒りである（文献24も参照）。

　本章および次章の目的は，それ自体がすべての患者グループにおいて高い暴力リスクを十分に示すような，個別の変数あるいは変数の小グループを選び出すことではないということを強調しておきたい。第5章と第6章でも論じるが，その目標を達成することは難しい。むしろ，ここで述べる変数は，保険数理学的なリスクアセスメントの手法の中で用いられるとき，他の多くの変数と組み合わされるかどうかにかかわらず，それだけでも特定の臨床的，学術的興味の対象となるものであると我々は考えている。

　マッカーサー研究の基本となる方法論は，付録Aに示されている。ここでは，検討すべき変数を理解するために必要な方法論上の事項のみ

---

[1] オッズ比は，リスクファクターの単位が1単位増大するに伴って，オッズが何倍に増大するかを示す。たとえば，もし暴力に対する男性という性の効果についてのオッズ比が2.0だったとすると，男性が暴力をふるうオッズは，女性の2倍である。付録Bにも掲載されているが，「標準オッズ比」は，同じ情報を表すが，ただ，暴力のオッズの変化は，リスクファクターの1標準偏差単位あたりの変化である。たとえば，もし年齢についての標準オッズ比が2.0であれば，年齢が1標準偏差上がるたびに，暴力のオッズは2倍に増加する。

を示す。ここで取り扱われている変数の多くは，本書の著者らのいずれかが最近発表した学術論文の中でその主題として扱われているものである。よって，方法論の詳細や厳密な統計学的検証については，発表された論文を参考にされたい。本章と次章で「有意な」という言葉を用いるとき，それは統計学的に少なくとも0.05水準で有意であるということを意味している。

全体を通して，本書では，暴力の起きる割合がもっとも高い時期である退院直後からの20週間を選び（第2章参照），この時期に発生した暴力（すなわち，10週間毎のフォローアップ期間の最初の2期間に少なくとも1回の暴力行為を行った場合）と，全フォローアップ期間（1年間）に発生した暴力の両方に焦点を当てることとする。

性別

女性が暴力行為を行う割合は，男性よりはるかに低いというのは，犯罪学における基本的な考え方である。女性は米国人口の51％を占めるが，暴力犯罪で逮捕された人間のうち女性はわずか11％である[175]。暴力行為での逮捕率における性別の割合をみると，米国は国際分布（5：1から50：1までさまざま）の，ほぼ中間に位置している[253]。公式記録より自己報告のほうが，性差が少ない場合もある[217]が，全国の犯罪調査の結果は逮捕歴データと非常に類似しており，暴力犯罪の加害者のうち14％が，その被害者によって女性または少女であると報告されている[61]。SampsonとLauritsen[191]によっても，「性別は，暴力犯罪ともっとも強い人口統計学的な相関関係を持つ変数の1つである」（文献191のp. 19）と結論づけられている。

しかし，この犯罪学の基本的な見解をくつがえす，驚くべき結果が，精神障害を持つ男女を対象とした暴力に関する近年の研究によって示されている。Lidzら[114]による，短期入院型の精神科施設から退院した人

を対象とした研究では，男性患者と女性患者との間で，地域社会における暴力の発生率に有意な差は見られず，また，同様の結果は，精神科病院内での暴力についても報告されている[50]。事実，女性患者による暴力について過小評価していることが，臨床的な暴力アセスメントの有効性を不十分にする根本的な原因であることも示唆されてきた[114,129]。男性よりも女性のほうが，精神障害を持っていることで暴力をふるう可能性が高くなるという仮説も，疫学研究により支持されている[95,226,27]。暴力における性差がある場合でも，精神障害を持つ男女で構成されているサンプルの場合には，精神障害がない男女で構成されるサンプル比べて，これらの性差は大きく縮まっているようである。

マッカーサー研究における，暴力とその他の攻撃的行為の基準

　第2章で取り上げたように，マッカーサー暴力リスクアセスメント研究で用いた判断基準は，重大性に応じて2つのカテゴリーに分けられた。暴力（身体的傷害を引き起こした暴行，性的暴行，武器の使用を伴う攻撃的な行為，武器を手に所持しての脅迫）と，その他の攻撃的行為（身体的傷害を引き起こさない暴行）である。本章では暴力に論点を定め，他の攻撃的行為には議論を広げないが，性別について考えるときに限り，暴力と他の攻撃的行為の両方についての調査結果を提示することが重要であると考える。なぜならば，この論点においては，男女間に一貫して有意差が認められるからである。

暴力には性差があったか？

　病院でのベースライン面接を受けた最終的なサンプルは，男性667人，女性469人であった。年齢，人種，入院期間については有意な性差はなかったが，診断については有意な性差が示された。女性は男性よりも，主診断としてうつ病の診断が多く，アルコールや薬物の乱用や依存症は少なかった。さらに，主診断としてアルコールや薬物の乱用や依存症と

診断されなかった患者の中でも，女性は男性よりアルコールや薬物の乱用や依存症の副診断を受ける傾向が有意に少なかった（女性34％，男性52％）。また，女性の方が，診療録にアルコールや薬物の乱用の既往がある者も男性より少なかった（女性64％，男性79％）。

性別と暴力やその他の攻撃的行為との関係は？

　退院直後からの20週間に，少なくとも1回の暴力行為を行った患者の比率は，男性21.4％，女性15.2％で，統計学的に有意な差がみられた。しかし1年間の全フォローアップ期間においては，男性の方が女性よりも暴力的になる傾向が有意に強いということはなかった（男性29.7％に対し，女性24.6％）。これとは対照的に，最初の20週間にその他の攻撃的行為（つまり，暴力を伴わない攻撃的行為）を少なくとも1回行った患者の比率は男性27.1％に対して女性35.2％であり，統計学的な有意差が示された。女性はまた，1年間のフォローアップ期間にその他の攻撃的行為を行う傾向が男性より有意に高かった（男性30.1％に対し，女性37.0％）。（二重にカウントすることを避けるため，暴力とその他の攻撃的行為の両方を行った患者は，この比率の計算においては，「暴力行為」としてカウントした）。

　表3.1のパネルAで示されているように，男性と女性の両方において，1年間のフォローアップ期間に暴力行為とコード化された行為は主に，「蹴る，噛みつく，首を絞める，叩く，打ちのめす」と「武器による脅迫，武器の使用」であり，その他の攻撃的行為としてコード化された行為は主に，「物を投げる，押す，つかむ，突き飛ばす，平手打ち」である。「物を投げる，押す，つかむ，突き飛ばす，平手打ち」は，男性より女性の暴力において有意に高い割合を占め，その他の攻撃的行為でも男性より女性において有意に高い割合を占めた。「蹴る，噛みつく，首を絞める，叩く，打ちのめす」は女性より男性の暴力とその他の攻撃的行為において有意に高い割合を占めた。

男女とも暴力とその他の攻撃的行為の標的は，家族がもっとも多く，次いで友人・知人だった（表3.1，パネルB）。暴力とその他の攻撃的行為の両方において，女性の場合には，その標的は家族である傾向が有意に強く，男性の場合には，標的が友人や知人，あるいは見知らぬ人物である傾向が有意に強かった。

　男女とも暴力やその他の攻撃的行為が起きた場所は，自分自身の家か，相手の家，あるいは戸外・街頭がもっとも多かった（表3.1，パネルC）。女性のほうが暴力やその他の攻撃的行為を家で起こす傾向が有意に強く，男性では，暴力やその他の攻撃的行為を戸外や街頭で起こす傾向が有意に強かった。

　患者の中には暴力やその他の攻撃的行為を複数回行ったものがいることから，この分析にバイアスが生じた可能性を除外するために，各人のもっとも重大な行為のみを取り上げて再分析した。この再分析はおおむね，上述の結果を裏付ける結果であった（例：男女間には標的の選択において有意差があった。男性のほうが初対面の人間を標的にする傾向が強く，配偶者や子供を標的にする傾向は低かった。また暴力の行われた場所について，男性のほうが戸外での事件に巻き込まれることが多かった（具体的な結果については，文献182参照）。

　暴力的な事件の前後関係についての記述的なデータもまた，有意な性差を示していた。暴力的な事件がアルコールや薬物の摂取に続いて起こっている例は，男性より女性の場合に少ないが，精神科の薬物治療を受けている間に起こる傾向は男性より女性の場合の方が強かった。さらに，女性による暴力的行為は男性よりも，逮捕につながることが少なく，治療を受けるほどの重傷を負うことも男性の場合より少なかった。

性別と暴力についての結論

　この研究では，1年間のフォローアップ期間を通じて，男性のほうが女性より暴力的であるとはいえないという結果が出たが，この結果は犯

表3.1. 性別で見た，1年間の暴力行為とその他の攻撃的行為のタイプ，対象，発生場所

	暴力行為		その他の攻撃的行為のみ	
	女性	男性	女性	男性
A. 暴力行為とその他の攻撃的行為のタイプ				
	(n=215)	(n=393)	(n=1329)	(n=1339)
物を投げる，押す，つかむ，突き飛ばす，平手打ち	15.8	9.9*	79.9	68.2***
蹴る，噛みつく，首を絞める，叩く，打ちのめす	43.7	52.4*	18.5	25.5***
性行為の強制	7.0	4.3	0.0	0.0
武器による脅迫，武器の使用	31.2	28.2	0.0	0.0
その他，タイプ不明	2.3	5.1	1.6	6.3***
B. 暴力行為とその他の攻撃的行為の対象				
	(n=210)	(n=348)	(n=1203)	(n=1163)
家族	69.5	39.9***	74.6	48.8***
配偶者	44.3	10.6***	31.8	14.6***
恋人	8.1	17.2**	19.2	11.0***
養育者	1.4	3.2	3.5	3.6
子ども	6.2	0.3***	9.0	4.4***
その他の家族・親族	9.5	8.6	11.2	15.1**
友人・知人	26.2	40.5***	20.9	33.6***
見知らぬ人物	4.3	19.5***	4.4	17.6***
C. 暴力行為とその他の攻撃的行為の起きた場所				
	(n=208)	(n=344)	(n=1199)	(n=1163)
被験者の家	55.8	35.8***	68.2	53.1***
その他の住居	20.7	28.8*	12.8	15.0
街頭・戸外	14.4	25.9***	9.5	20.5***
バー	3.8	4.9	4.1	4.7
外来クリニック	0.5	0.9	0.8	1.5
職場	1.0	0.3	0.8	2.6***
その他	3.8	3.5	3.8	2.5

すべてのデータは事件レベル。男性対女性：*p<.05　**p<.01　***p<.001.

罪学の文献上，一般的に見られる結果とは劇的に異なっている。しかし，精神障害を持つ男女についての他の研究と比べた場合，それほど異なるわけではない。さらに，退院直後からの20週間に観察された性差については，男性患者のほうが薬物依存の診断が併存していた比率が高いことによって，ある程度説明されるかもしれない。

　全体的な発生率は男女間で類似しているが，暴力の質や状況についてはわずかに有意な性差が見られた（文献59参照）。男性のほうが暴力をふるう前にアルコールを飲んでいた，または麻薬を使用していた傾向が強く，向精神薬を服用していた傾向は低い。一方で，女性のほうが家族を標的にしたり，家庭内で暴力をふるったりする傾向が強い。男性の暴力は女性より，医師による治療を必要とするような重大な傷害を引き起こす傾向が強く，おそらくそのために，男性は女性より暴力行為の後に逮捕される傾向が強いのであろう。全体としてこれらの結果から，臨床医は女性が暴力をふるう傾向について過小評価しないことが必要であるといえる。女性の暴力は男性より，家の中で家族に対して行われる比率が非常に高く，警察による関与がないために，「見えない」傾向が強い。このことはつまり，臨床医が女性患者の暴力について調査する際には，特に注意深く行う必要があることを示唆しているだろう。

暴力歴と犯罪歴

　犯罪学の領域では，暴力歴と犯罪歴は，将来の暴力と犯罪に対して強い関連性を持っていることがくりかえし明らかにされてきた[22]。同様の関連性は，精神障害を持つ人についても明確に認められてきた。たとえば，男性の精神科患者において，少年期の犯罪歴から成人後の暴力を予測できることが明らかとなっている[210,102]。同様に，成人後に前科がある場合も，その後にまた罪を犯すことが強く予測されている。前科の判断基準には，以下のようなものがある。以前に逮捕された回数[35]，受刑

歴[210]，治安妨害による逮捕[102]，暴力犯罪による逮捕歴[238, 213]，前科の重大さ[238]，性犯罪の前科[173]，暴力的な事件についての自己報告[233, 102]である。

　これらの研究結果により，臨床医は，患者が将来暴力を起こすリスクを評価するときに，こういった経歴因子を重要視するよう推奨されてきた。事実，先行文献において，前科は，臨床医が考慮すべき唯一の最重要ファクターとして位置づけられている。たとえばGutheilとAppelbaumは，過去の暴力は「暴力とそれにかかわる現象に関する保険数理学的研究において，もっとも強い関連性を持つものとして繰り返し現れている」（文献70のp. 68）と特記している。Meltonらは，「リスクの基準レベルを評価する際，成年期の犯罪歴や非行歴のような経歴に関する因子は，臨床的判断に情報を提供しうるもっとも重要な因子の1つである」（文献134のp. 289）と提言している。最後にMcNielは，「暴力の前歴は，将来の暴力のもっとも有力な予測因子であることが一貫して示されてきた」（文献127のp. 96）と結論づけている。

　最近の臨床研究の多くが取り組んでいるもう1つのテーマは，暴力や犯罪歴について直接，適切な形で尋ねられたときに，それに答える患者の積極的な態度である。GutheilとAppelbaumは，「臨床医が，暴力という問題について具体的な問診を行うには，まずは臨床医自身が，この問題に対する不快感から，問診を拒絶することを克服しなくてはならない。…そうすれば，予期しなかった，しかし非常に重要なデータを引き出せるかもしれない…」（文献70のp. 68）と本領域の臨床医を促している。また，McNielは「暴力歴について知ることは，患者の暴力リスクを評価する上で，非常に重要である。最近の研究では，暴力歴について患者が進んで自己報告していることが示されているが，暴力が社会的に望ましくない性質のものであることを考えると，これは驚くべきことである」（文献127のp. 97）と述べている。この後に示すデータからも明らかなように，我々の研究は，基本的な関連性とその臨床的妥当性という点で，

これらの過去の著述を補強するものである。

マッカーサー研究における暴力歴と犯罪歴の基準

さまざまな情報源と時間的経過によって構成されている分析には，いくつかの暴力歴と犯罪歴の判定基準が用いられている（表3.2参照）。「最近の暴力」とは，患者が病院に入院する前の2カ月間に起こした暴力行為で，患者の自己報告によって判定されたものを示す（逮捕された場合もされなかった場合も含む）。また，患者の15歳時までさかのぼり，過去の逮捕の形態と頻度についても患者の自己報告によって評価された。入院の理由となった暴力行為については，他人に対する暴力行為が現在の入院の理由になったという証拠が病院の記録に残っているかどうかを調査して評価された。18歳以降の対人犯罪に関する逮捕記録と，対物犯罪に関する逮捕記録についても，州の警察当局の逮捕歴から収集された。

どれだけの暴力歴と犯罪歴があったか？

表3.2は，上記の評価基準に基づいてサンプルの内訳をまとめたものである。ここで示されているように，患者の16.4％は入院する前の2カ月間に少なくとも1回，対人暴力をふるったことがあり，8.2％については，暴力が入院を早めた要因だったという証拠が病院の記録に残っている。患者の約半数が，15歳以降に逮捕されたことがあると報告し，5分の1強の患者は他人を巻き込むような重大な犯罪によって逮捕されたことがあると報告している。患者の37％弱が，15歳以降に3回以上の逮捕歴があることを報告した。評価基準として，逮捕歴について患者の自己報告ではなく，公式の逮捕記録を使うなら，患者の21.5％は対人犯罪で逮捕されたことがあり，35.8％が対物犯罪で逮捕されたことがわかる。

表3.2. 暴力歴と犯罪歴別に見た，退院後の暴力行為

暴力歴と犯罪歴	サンプル説明 No.	%	退院後の暴力発生率（%）最初の20週間	1年間
最近の暴力				
なし	785	83.6	16.3***	23.9***
あり	154	16.4	31.2	46.1
入院の理由：暴力行為				
いいえ	862	91.8	17.7**	26.7*
はい	77	8.2	19.9	37.7
逮捕歴のタイプ—自己報告				
逮捕歴なし	393	50.8	9.9***	16.5***
窃盗罪・その他の軽犯罪	208	26.9	21.2	31.3
暴力	173	22.3	34.7	48.6
逮捕歴の頻度—自己報告				
なし	393	49.7	9.9***	16.5***
1～2回	107	13.5	17.5	30.7
3回以上	290	36.8	32.0	43.3
逮捕の公式記録：対人犯罪				
なし	737	78.5	16.0***	21.4***
あり	202	21.5	27.7	39.1
逮捕の公式記録：対物犯罪				
なし	603	64.2	15.4***	23.1***
あり	336	35.8	24.7	35.7

*p<.05　**p<.01　***p<.001.

暴力歴および犯罪歴とその後の暴力との関係は？

　表3.2には，暴力歴および犯罪歴と，病院から退院後の暴力の発生率との関係も示されている。精神科の患者の暴力歴と犯罪歴は，退院後の精神科患者の暴力と明らかに強い関連性を持っている。暴力歴および犯罪歴と，退院後の暴力の発生率との関係について，男性と女性，アフリカ系アメリカ人と白人のいずれも，表3.2で観察された結果と同じパタ

ーンが示された。ただし，次のような統計学的に有意な交互作用が見られた。対人暴力による逮捕歴を持つ43人の女性は，逮捕歴を持たない358人の女性と比べて，退院後に暴力を起こす傾向が強いということはなかった（それぞれ15.2％，14.0％）というものである。これと比較して，対人犯罪による逮捕歴を持たない男性379人のうち暴力を起こしたのは16.6％で，対人犯罪で逮捕されたことのある男性159人のうち暴力を起こしたのは32.7％であった。

暴力歴および犯罪歴と，退院後の暴力についての結論

　データをみると（先に引用した広範な研究からすると当然ではあるが），評価基準の設定に関わらず，暴力歴と犯罪歴は，精神科患者の退院後の暴力行動と強い関連性があるということを非常に明確に示唆している。女性患者においては，対人犯罪による逮捕歴と，退院後の暴力との間に関連性がないことから，女性をそのような重大な犯罪で逮捕するかどうか警察が決断する際には，さらなる暴力行為を行う可能性があるかどうか評価（つまり，刑務所に収監することで物理的に犯罪を予防する必要性についての評価）よりも，女性を巻き込んだ特定の事件を取り巻く状況的な力動（例：警察が家庭内のもめごとを解決しようとしているときのような力動）をより反映していることを示唆しているかもしれない。

　暴力歴および犯罪歴と退院後の暴力との間には，予測に役立つ強い関連性と一貫性が認められていることから，過去の犯罪と暴力についての信頼できる評価を得ることが，臨床的に強く優先される（第5章参照）。たいてい，急性期精神科施設の臨床医は，患者の逮捕歴を知ることができない。しかし，そのような記録を利用できれば，臨床医は重要な情報を得ることになるだろう。実際に逮捕されたか，逮捕記録が入手可能かどうかに関わらず，過去の犯罪や暴力について，患者に直接尋ねることは，暴力リスクアセスメントの重要な要素であろう[223]。

児童期の体験

　家庭環境の崩壊や虐待にさらされることが，暴力的行動の獲得と関連しているという考え方は，行動科学において広く認められている[11, 251, 252, 47]。原因のメカニズムについては，モデリング（「暴力が暴力を生む」）から，幼少期において監督されていなかったことによるセルフ・コントロールの欠如まで[191]多岐にわたる仮説が立てられている。児童期・青年期の好ましくない家庭環境とその後の暴力との関連性は，精神障害のない人にも，精神障害を持つ人にも同様に見られる。たとえば，男性の精神科患者の研究において，Yesavageら[255]は，親が家族以外の人と喧嘩をしていたという対象者の報告は，入院前および入院中の暴力に，有意な関連性があることを見出した。別の研究では，入院してから6カ月間と1年間に測定された，暴力による逮捕や再入院との間にも同じような関連性が見られた[102]。さらに，統合失調症の男性患者とそれ以外の男性患者を対象とした研究では，15歳以前に大人から傷害を受けた場合，後の暴力行動の予測因子となることが明らかにされている[103]。また，統合失調症の男性患者については，父親の厳しいしつけが，病院内での暴力の予測因子になることが発見された[254]。

　家庭環境におけるその他の体験もまた，その後の暴力に影響することが明らかにされた。たとえば，親を失うことは，死別，別居，離婚などの原因にかかわらず，成人してからの暴力と相関関係があることが発見された[174, 103, 34]。加えて，家庭環境の崩壊（親の精神科施設への入院，親の逮捕や薬物，アルコールの乱用などによる）は，精神障害を持つ人の成人後の暴力と相関していることがわかった[37]。

マッカーサー研究における児童期の体験の評価基準

　患者に対して行われたベースライン面接では，児童期の体験を評価することに多くの時間が割かれた。身体的・性的虐待，親の薬物やアルコ

表3.3. 発育上および経歴上の評価基準

判定基準	説明
児童期の性的虐待	質問に対する自己報告：誰かが性的な嫌がらせをしたり，あなたの意志に反して性交しようとしたりしましたか。 （1＝20歳までに起きた性的虐待；2＝いいえ）
児童虐待の程度	児童期に体験した両親による虐待のタイプについての12の質問に対する自己報告 （0＝なし，1＝素手のみによるもの，身体的傷害なし，2＝物を用いて，身体的傷害なし，3＝身体的傷害あり）
児童虐待の頻度	児童期に体験した両親による虐待の頻度についての12の質問に対する自己報告 （0＝なし，1＝1～2回，2＝時々，3＝頻繁に）
父親の薬物乱用	父親が薬物を乱用していたかどうかについての自己報告 （1＝毎週・毎日，0＝1ほど頻繁ではない）
父親のアルコール乱用	父親がアルコールを乱用していたかどうかについての自己報告 （1＝毎週・毎日，0＝1ほど頻繁ではない）
父親の逮捕	父親が逮捕されたり，有罪となったりしたことがあるかについての自己報告 （0＝なし，1＝少なくとも1回）
父親の精神疾患治療のための入院	父親が精神科医療施設に入院したことがあるかどうかについての自己報告 （0＝なし，1＝1～2回，2＝数回，3＝頻繁に）
父親と同居	15歳になるまで，父親と同居していたかどうかについての自己報告 （0＝いいえ，1＝はい）
母親の薬物乱用	母親が薬物を乱用していたかどうかについての自己報告 （1＝毎週・毎日，0＝1ほど頻繁ではない）
母親のアルコール乱用	母親がアルコールを乱用していたかどうかについての自己報告 （1＝毎週・毎日，0＝1ほど頻繁ではない）
母親の逮捕	母親が逮捕されたり，有罪となったりしたことがあるかについての自己報告 （0＝なし，1＝少なくとも1回）
母親の精神疾患治療のための入院	母親が精神科医療施設に入院したことがあるかどうかについての自己報告 （0＝なし，1＝1～2回，2＝数回，3＝頻繁に）
母親と同居	15歳になるまで，母親と同居していたかどうかについての自己報告 （0＝いいえ，1＝はい）

判定基準	説明
両親の喧嘩	両親が夫婦喧嘩をしたことがあるかどうかについての自己報告 （0＝なし，1＝1～2回，2＝時々，3＝頻繁に）
両親の家族以外の者との喧嘩	両親が家族以外の者と喧嘩をしたことがあるかどうかについての自己報告 （0＝なし，1＝1～2回，2＝時々，3＝頻繁に）

ールの乱用，親の逮捕歴，家族の安定性，親の精神病治療など，さまざまな体験について質問し，これらの質問から，15の判定基準が作成された。（表3.3参照）

患者の児童期の体験は？

表3.4に示されているように，41.1％もの患者が20歳までに性的虐待を受けたと報告している。性別による有意な差があり，女性患者の61.0％が性的虐待を受けたことがあると報告しているのに対し，男性患者は26.1％である。さらに，患者の多くが児童期に重大な身体的虐待を受けた経験があると報告した。患者の52.5％が物で殴られたことがあると報告し，23.1％が治療を必要とするほどの傷害を受けたとしている。患者の69％が，児童期の身体的虐待は，時々（33.3％）あるいは頻繁に（35.7％）起きたとしている（文献184参照）。自己報告された児童期の身体的虐待については，その頻度と程度の両方において，有意な性差は見られなかった。

親の行動に関しては，父親が毎週あるいは毎日，薬物乱用を行っていたと報告した患者が19％強，アルコール乱用を行っていたと報告したのは60％強であった。対象者のおよそ3分の1が，児童期に父親が逮捕されたことがあると報告し，12.6％が，父親が精神疾患で入院したことがあると報告した。患者の半分弱が，15歳まで父親と一緒に暮らしたと報告した。

母親は，父親と比べると，毎日あるいは毎週のペースでアルコールや薬物を乱用していたと報告されることは少なく（父親の19.1％と61.7％に対し，母親は7.0％と25.7％），また，父親に比べ，母親の逮捕歴の報告は少なかった（父親の37.8％に対し，母親は12.2％）。約17％の患者は，少なくとも1度は母親が精神科施設に入院したことがあると報告されたが，これは父親の割合より若干高い。患者の4分の3強が15歳まで母親と一緒に暮らしていたと報告した。両親が頻繁に夫婦喧嘩をしていたと述べたのは15％弱，親が家族以外の人と頻繁に喧嘩していたと報告したのは約4％であった。

児童期の体験とその後の暴力の関連は？

表3.4はまた，上で述べた家庭内での体験と，退院後の暴力発生率との関係を示している。1年間の暴力の発生率に注目すると，多くの知見が引き出せるだろう。まず，20歳までに性的虐待を経験したことは，退院後の暴力と関連性が見られない。男性患者と女性患者，またアフリカ系アメリカ人患者と白人患者について別々に調査した場合でも，この関連性が見られないことに変わりはなかった。対照的に，児童期に受けた身体的虐待の程度と頻度は，退院後の暴力の発生率の高さと関連していた。児童期にもっとも重大で頻繁なレベルの虐待を受けていた者は，暴力をふるう率が最も高いことが観察された。これらの関連性は，患者の性別や人種にかかわらず同様であった。

患者の児童期における父親の行動もまた，退院後の暴力と関連していることが見出された。父親の薬物やアルコールの乱用，不法行為による逮捕などである。一方，父親の精神科医療施設への入院は，患者の退院後の暴力と関連性はなかった。

父親の薬物やアルコールの使用，逮捕が，患者の暴力に影響を及ぼすにもかかわらず，15歳まで父親と一緒に暮らしていたことは，患者の暴力の発生率の低さと関連性があった。この一見，変則的な現象は簡単

に説明がつけられる。患者が15歳の時まで家にいた父親は，家にいなかった父親と大きく異なっているからである。患者は，父親が家にいた場合では10.2％が薬物を乱用していたと報告し，不在だった場合では28.6％が薬物を乱用していたと報告した。アルコールの乱用は，家にいた父親の52.3％，不在だった父親については71.2％だった。最後に，不法行為による逮捕は，家にいた父親の26.3％，不在だった父親については50.0％だった。ここから，明らかに，患者が15歳になるまで家で暮らしていた父親は，患者が15歳になるまでに家を出ていった父親より，はるかに「犯罪成因（criminogenic）」が少なかったといえる。

　興味深いことに，父親の薬物使用と患者の暴力は，患者の人種と有意な相互作用があることが発見された。アフリカ系アメリカ人患者よりも白人患者のほうが，はるかに強い関連性が観察された。具体的には，父親が薬物を乱用していた白人患者（n＝104）が暴力をふるった割合は57.7％で，一方父親が薬物を乱用していなかった白人患者（n＝488）が暴力をふるった割合は19.9％だった。父親が薬物を乱用していたアフリカ系アメリカ人患者（n＝59）が暴力をふるった割合は42.4％で，父親が薬物を乱用していなかったアフリカ系アメリカ人患者（n＝203）が暴力をふるった割合は36.5％だった。同様に，暴力と，15歳になるまで父親と暮らしていたことの間には，白人患者には有意な負の関連性が見られたが，アフリカ系アメリカ人患者には関連性が見られなかった。父親の過去の行動が暴力に与える影響に，性別による差異は観察されなかった。

　患者が報告した母親の行動については，表3.4において，母親のアルコール乱用および薬物乱用と，退院後1年間に起きた患者の暴力との間の有意な正の関連性が示されている。しかし，母親の薬物乱用がこの期間に起きた暴力に与えた影響は，患者の性別と有意な相互作用を持つことが見出された。その影響が現れているのはすべて男性で，女性ではまったく影響していなかった。具体的には，母親が薬物乱用をしていたと

表3.4. 児童期における家庭内の体験別に見た，退院後の暴力

家庭内の体験	サンプルの内訳 No.	%	退院後の暴力発生率 (%) 最初の20週間	1年間
20歳以前の性的虐待				
なし	537	58.9	19.9	28.9
あり	374	41.1	17.4	26.2
児童虐待の程度				
報告なし	172	18.3	10.5***	17.0***
素手で叩く	57	6.1	7.0	15.8
物で叩く	493	52.5	19.7	29.0
治療の必要な傷害	217	23.1	26.3	35.5
児童虐待の頻度				
報告なし	172	18.3	10.5***	17.4***
1〜2回	119	12.7	15.1	22.7
時々	313	33.3	19.8	25.9
頻繁に	335	35.7	23.3	36.1
父親の薬物乱用				
週1回未満	691	80.9	16.4***	24.7***
毎週または毎日	163	19.1	31.9	42.3
父親のアルコール乱用				
週1回未満	341	38.3	13.5**	21.1***
毎週または毎日	549	61.7	22.6	32.2
父親の逮捕				
なし	521	62.2	14.4***	22.5***
1回	261	31.1	25.3	36.4
2回以上	56	6.7	32.1	41.1
父親の精神科医療施設への入院				
なし	744	87.4	18.4	27.8
1回以上	107	12.6	20.6	28.0
15歳まで父親と同居				
いいえ	483	51.4	22.2**	32.1**
はい	456	48.6	15.1	22.8

家庭内の体験	サンプルの内訳 No.	%	退院後の暴力発生率（%） 最初の20週間	1年間
母親の薬物乱用				
毎週未満	821	93.0	18.4	27.0*
毎週または毎日	62	7.0	25.8	40.3
母親のアルコール乱用				
毎週未満	656	74.3	17.1	25.5*
毎週または毎日	227	25.7	22.5	32.6
母親の逮捕				
なし	798	78.8	17.7	26.6
1回	60	6.6	23.3	31.7
2回以上	51	5.6	23.5	31.4
母親の精神科医療施設への入院				
なし	726	83.4	19.1	28.8
1〜2回	101	11.6	18.8	25.7
3回以上	44	5.1	13.6	18.2
15歳まで母親と同居				
いいえ	211	22.5	22.7	33.2*
はい	728	77.5	17.6	26.0
両親の喧嘩				
なし	525	61.8	16.6	24.0**
1〜2回	58	6.8	17.2	22.4
時々	142	16.7	22.5	31.0
頻繁に	124	14.6	21.0	38.7
両親が家族以外の者と喧嘩				
なし	680	76.2	17.9	26.3
1〜2回	79	8.9	25.3	34.2
時々	96	10.8	19.8	31.3
頻繁に	37	4.1	21.6	15.1

*p<.05　**p<.01　***p<.001.

報告した男性（n＝38）の暴力発生率は52.6％であったが，母親が薬物乱用をしていたと報告しなかった男性の暴力発生率は28.8％だった。対照的に，女性患者の暴力発生率は，母親の薬物乱用の有無にかかわらず，

21％～25％だった。母親のアルコール乱用が暴力に及ぼす影響は，患者の性別や人種においては差異は示されなかった。

　母親のアルコールや薬物の乱用は暴力に影響を与えているものの，15歳まで母親と一緒に暮らしたことは，退院後の1年間における暴力発生率の低下と関連性があり，この影響に患者の性別と人種による差異は見られなかった。父親についての報告と同じく，母親が精神科医療施設に入院したことと，患者の退院後の暴力には関連性はなかった。最後に，両親が頻繁に夫婦喧嘩をしていたと報告した患者は，そうでない患者に比べて，退院後の1年間のフォローアップ期間に暴力をふるう傾向が有意に高く，この影響には患者の性別と人種による差異は見られなかった。

児童期の体験と暴力についての結論
　総合的に見ると，精神科患者における，児童期の家庭での体験と退院後の暴力の関連はかなり複雑であることが示された。児童期に受けた身体的虐待は退院後の暴力と関連性があるものの，性的虐待については関連性が見られなかった。父親や母親の逸脱行動（アルコールや薬物の乱用，および父親については逮捕歴）は，患者の退院後の暴力発生率の高さと関連しており，15歳まで父親か母親と一緒に暮らしていたことは，暴力発生率の低さと関連があった。さらに，父親の薬物使用と関連した暴力リスクの増加については，白人患者のほうがアフリカ系アメリカ人より大きいことが見出された。母親の薬物使用に関連する暴力リスクの増加は，男性患者にのみ見られ，また，15歳まで父親と一緒に住んでいたことに関連する暴力リスクの減少は，白人患者にのみ見られることがわかった。

　これらの結果から，児童期の体験が，退院後の暴力のリスクファクターとして一般的に重要であることと，特定の体験とその後の暴力の関係には相関があることが認められた。重大な身体的虐待のような児童期の体験の中には，患者の人口統計学的な特徴にかかわらず，おしなべてそ

の後の暴力の発生率を引き上げるものがある。しかし一方で，父親や母親の薬物使用などのように，一方の性別やある人種グループに限って暴力を増大させる影響があると考えられる児童期の体験もある。このように観察された関連性の多くが条件により異なる性質を持っていることから，これ以降の章では，全般的な主効果よりも，リスクファクター間の相互作用に基づいて，暴力リスクアセスメントの手続きの開発に焦点を当てることにした。

居住地域

近年，犯罪学の分野では，暴力のリスクファクターであり，暴力の防御ファクターでもある地域環境に大きな関心が向けられている[192]。この研究は，社会経済的に恵まれない，社会的に孤立した地域の居住者は，暴力にかかわる傾向が比較的強く[4,110]，暴力犯罪の被害者になる傾向も比較的強い[137]ことを示している。しかし，まれな例（例：文献50, 93）を除いて，精神障害を持つ人の暴力的行動についての研究は，個人レベルの変数によって説明される事柄にもっぱら焦点を当ててきた。これは1つには，関連する社会的状況を評価するための情報を収集することが（特に，日常の社会的状況から離れて，臨床的な場面で評価するときには）困難だからである。また，もう1つの理由には，暴力リスクは個人によって決定される部分が大きいという考えによるものでもある。これとは対照的に，地域環境のリスクファクターに焦点を当てることは，個人特性とともに，精神障害を持つ人の暴力行動の発生に影響を及ぼすかもしれない社会的，状況的体験を重要視することになる。

Silverら[201]は，マッカーサー暴力リスクアセスメント研究のデータを用いて，ピッツバーグ西部精神医学研究・診療所（Western Psychiatric Institute and Clinic：WPIC）から退院した後に貧困度の高い国勢統計区に住んでいた患者は，貧困度のより低い地域に退院した患者より，暴

力にかかわる傾向が強いことを発見した。この結果は，重要な個人特性，つまり，性別，年齢，人種，社会経済的地位，薬物乱用障害，サイコパシーなどを考慮に入れても変わらなかった。さらに，個々の患者の社会経済的地位は，貧困度の高い地域ほどには暴力の予測因子とならないことがわかった。

　この結果は，以下の2つの理由で重要である。第一は，これによって，貧困度の高い地域は，他の重要なリスクファクターが一定であれば，病院から退院した精神科患者の暴力に対して，独立して有意な影響を持つことが認められるということである。第二は，先に観測された居住地域による影響とは主に，病院から退院した時点で発生する地域選択という因子によるものではないだろうかという懸念である。もしこの居住地域による影響が，より暴力的になりやすい患者を，より貧困度の高い地域へとシステム的に退院させていることによって生じているのであれば，性別や年齢，人種，社会経済的地位，薬物乱用障害，サイコパシーなどすでによく知られている「危険（dangerousness）」とされている因子をコントロールすることで，強い貧困効果（concentrated poverty effect）を釈明するものとなるだろう。個人の特性によって地域環境による影響を説明できないのであれば，それは貧困度の高い地域における暴力は，より危険な患者を貧しい地域にシステム的に振り当てていることによって起きたアーチファクトではないということになる。

　ここで，短いが注目に値する例を挙げておこう。暴力リスクアセスメント研究における環境要因の測定の重要性をさらに強調する例である。WPICで治療を受けた患者における，人種および居住地域に関して不利な状態が暴力に及ぼす複合的な影響に着目したものである。この分析では，精神疾患を持たない母集団を対象とした膨大な量の犯罪学研究から以下の3点を導き出している。(1)暴力的行動の発生率はアフリカ系アメリカ人において有意に高い。(2)暴力的行動の発生率は社会経済的に恵まれない地域において有意に高い。(3)アフリカ系アメリカ人は社会

経済的に恵まれない地域に住む傾向が有意に高い[191]。これらを合わせると，これらの結果は，人種的地位と暴力的行動の間の個人レベルでの関連性が，アフリカ系アメリカ人の居住地域レベルでの悪条件と，系統的に混同されている可能性があることを示している。したがって，人種的マイノリティの社会的地位と暴力的行動の関係についての実証的な評価をするにあたっては，人種的マイノリティの患者が住んでいる地域の背景状況を考慮に入れることが提案される。

マッカーサー研究における居住地域の背景状況の基準

　Silverら[201]によって報告された分析に欠点があるとすると，それは，患者が病院を退院後に住む居住地域の社会経済的な悪条件の程度を示すのに，たった1つの評価尺度（「地域の貧困度」）しか用いていない点である。対照的に，ここで報告する分析では，居住地域の悪条件の程度に関連した多様な評価尺度を用いて，居住地域の因子得点を作成し構成することで地域環境の状況を判断するという，より精度の高い基準を使用した。その評価尺度には，地域の貧困度，所得，女性が家長となっている家庭の割合，雇用率と職業構造，定住率，住宅ストックの質などがある（Silver[199,200]は，これらの評価尺度を居住地域における悪条件の程度という単一の因子に集約するために用いた因子分析手法を紹介している）。居住地域の悪条件の程度を表した得点を患者の人種的地位と混同することを避けるために，地域の人種構成は居住地域の評価尺度のリストには挙げていない。居住地域の悪条件の程度に関する因子得点を患者のデータセットと組み合わせる際には，患者がWPICでの治療後に住んでいた住所に対応する国勢統計地区の識別番号が用いられた。

居住地域の状況と暴力の関係は？

　WPICで治療を受けた患者には，ラテンアメリカ系の人の数が少なかったため，白人とアフリカ系アメリカ人の患者だけを分析対象に含めた。

我々は，WPICを退院後からの20週間に起きた暴力行為を二分法によりコード化し検証した。暴力についてのデータは患者の住む国勢統計地区が把握できる期間である1年間収集されたが，ここでは20週間に焦点を当てた。この期間を超えて，居住地域の影響について評価することは対象者が住所を変える可能性が高く，状況評価の妥当性という点でも問題が多い。なぜなら，評価尺度の妥当性が脅かされるからである。

表3.5のパートAには，アフリカ系アメリカ人種と地域社会における暴力との，二変数間の有意な関連が示されている。しかし，表3.5の残りの部分は，患者の居住地域の生活境遇の悪条件の程度によってサンプルを分けた場合，人種と暴力の間に見られた有意な関連性がなくなることを示している。すなわち，このサンプルにおける人種と暴力との間には全般的な関連があるにもかかわらず，同等に恵まれない地域に住んでいるアフリカ系アメリカ人と白人との間には，暴力の発生率に差はなかったのである。

全サンプルにおいて，アフリカ系アメリカ人という人種的地位と暴力との間に有意な関連性が見られた理由は，アフリカ系アメリカ人患者は，恵まれない地域，つまり人種に関係なくすべての患者が暴力的になる傾向にある地域に住んでいる傾向が強いからである。この結果は，ロジスティック回帰モデルを用いて暴力の発生を予測し，考察することで確証を得た。アフリカ系アメリカ人の人種的地位（オッズ比＝2.7）についての重要なオッズ比は，居住地域の不利の程度を式に加えると，有意に減少した（オッズ比＝1.3）。しかし，居住地域の悪条件の程度の影響は，有意なままであった（オッズ比＝1.7）。

この研究では，個人レベルの結果に関連する背景要因を求めようとするすべての研究がそうであるように，他の解釈の可能性として選択バイアスの問題を常に考慮しておかなくてはならない。この分析を通して，退院後に患者が住む地域は，患者が入院前に住んでいた地域と類似しているという確信が強まった。ただし，暴力をふるいやすい対象者が，シ

表3.5. 人種と居住地域の生活境遇の悪条件の程度別に見た，退院後の暴力

居住地域の説明	患者の人種	暴力発生率（％）
A. すべての地域（アフリカ系アメリカ人33.7％）	アフリカ系アメリカ人（n＝91） 白人（n＝179）	19.8** 8.4
B. 生活境遇の悪条件の程度が低い地域（アフリカ系アメリカ人4.4％）	アフリカ系アメリカ人（n＝4） 白人（n＝86）	0.0 3.5
C. 生活境遇の悪条件の程度が中程度の地域（アフリカ系アメリカ人27.2％）	アフリカ系アメリカ人（n＝31） 白人（n＝83）	12.9 12.0
D. 生活境遇の悪条件の程度が高い地域（アフリカ系アメリカ人84.8％）	アフリカ系アメリカ人（n＝56） 白人（n＝10）	25.0 20.0

**$p<.01$.

ステムとして，恵まれない居住地域に移されているのであれば，これらの結果についての我々の確信は弱まるだろう。

このような混乱の可能性に対して，我々は，患者の退院後の住所登録地を，入院前の郵便番号と比較した。すると，この研究に参加した270人の対象者のうち，207人（76.7％）が，退院後，入院前の郵便番号と同じエリア内の国勢統計地区に居住していたことがわかった。対象者が，入院前に住んでいた郵便番号区域と同じ区域に高い確率で退院していたことは，病院側で操作した選択プロセスによらない状況的影響として，居住地域の悪条件の程度が影響しているのだという解釈に信頼性を与える。地域社会における最初のフォローアップ面接（退院日から約10週間後）の際に，対象者の80.3％が，路上や社会復帰施設ではなく，家（戸建，集合住宅）に住んでいたという報告結果を得て，我々の確信はさらに強まった。つまり，患者が病院のスタッフによって入院前と違う場所に移された可能性については，データによる裏付けはなかったのである。

居住地域の背景状況と暴力についての結論

　この分析の結果からいえることは，精神障害を持つ人の暴力に関する研究で，個人レベルでの予測因子（人種はその一例にすぎない）を含みながらも，居住地域の生活環境の悪条件などの状況的評価をコントロールしない限り，個人レベルの変数の影響を実際より誇張してしまうリスクがあるということである。事実，退院した患者の人種と暴力の関係については，先行研究においても一貫性を欠く結果であることが示されている[105]。その理由には，調査されたサンプルの住む地域の状況的な差異が関連している可能性がある。

　この分析は，精神科施設から退院した人の暴力リスクを評価するにあたって，状況的アプローチを採用することの有用性を示している。その結果として，退院した精神科患者の暴力リスクの評価を目的とした研究では，個人特性の評価に加えて，患者が退院する地域の状況が果たす役割についても特定しておくことが有用であることが示唆されている。また，これらの結果は，精神障害を持つ人による暴力は，概して彼らが犯罪率の高い地域に住んでいることも一部関係しているかもしれないことを示唆している。これが正しいとすれば，これらの結果は，精神疾患を持つ人のための社会復帰施設といった生活施設の所在地についての重要な疑問が浮上してくる。そのような施設をより恵まれた生活環境の，犯罪発生率の低い地域に配置することが，暴力を減らすための包括的な戦略の1つとなるかもしれない。

　これらの結果を臨床的な視点からみると，退院した患者における暴力のリスクを予測しマネージメントする際には，個人特性と同時に，その背景にある条件についても評価しておくことが重要であるということになる。特に，ここで報告された結果は，退院時の精神状態に加えて，患者が退院した後に住む地域の環境にも焦点を当てることが，精神科患者における暴力リスクをマネージメントするための，完全ではないが重要な1つの方法となることが示唆されている。もちろん，本書とSilver

ら[201]によって報告された結果は，個人特性は暴力の結果における差異のかなりの部分を説明するものであり，暴力リスクのアセスメントとマネージメントにおいて非常に重要であることを示している。

結論

　我々が，カギとなる「犯罪学的」変数を検証し，得られた結果は複雑なものであった。これは，精神障害を持つすべての人間についての包括的なリスクファクターを特定することの難しさを表していると考えられる。これらの結果は，暴力リスクアセスメントに対するアプローチには，すべての患者に一律に適用される「主効果」に依存したアプローチよりも，相互作用的なアプローチを採用することが望ましいことを忠告している。次章では，多数の臨床的リスクファクターを明らかにし，その結論の部分で上記の点について考察する。

4

「臨床的」リスクファクターの検証

　先述のように，暴力リスクの評価方法について臨床医にアドバイスする際には，通常，一連の「カギとなる」リスクファクターに重点が置かれている。臨床医は，そのリスクファクターを考慮して予測的判断を行うのである。マッカーサー暴力リスクアセスメント研究では，これまでに提起された数多くのリスクファクターと，後に起こる暴力との関係を検証してきた。前章では，「犯罪学的」な慣例にもとづくリスクファクター（性別，暴力歴と犯罪歴，児童期の体験，居住地域）について検討した。本章では，より「臨床的」な変数である，診断，サイコパシー，妄想，幻覚（幻聴），暴力的思考，怒りについて検討する。

診断

　統合失調症の診断と暴力の発生との関係は，多くの臨床的知見によって証明されてきた。そして，一般の人々の認識でも，ほとんど同じように考えられており，米国人口の61％は，統合失調症の人は他人に暴力をふるう傾向が「非常に」，または「ある程度」高いと考えている[168]。しかし実際は，診断と暴力の関係については，長い間，混乱と議論が続いてきた。

ある研究者は，統合失調症の人が，他のⅠ軸診断を持つ人よりも暴力をふるう確率が高いことを明らかにした[14]。一方で，統合失調症の女性は，他の診断を持つ女性よりも暴力をふるう確率が高いが，統合失調症の男性はそうではないことを示した研究者もいる[247]。さらに，統合失調症の人は他のⅠ軸診断を持つ人よりも，暴力をふるう割合が低いとする研究もある[58, 239]。また主要な精神障害のⅠ軸カテゴリー全体を通じて，暴力の発生率には差がないとする研究者もいる[226, 15]。加えて，暴力の発生率が最も高いのは，Ⅰ軸診断を受けた人ではなく，Ⅱ軸診断を受けた人であるという知見もある[176, 233, 243]。多くの研究は「誰と比べて（その割合が高いのか）？」という問題を扱っていない。たとえば，統合失調症の診断を受けた人は，Ⅱ軸診断を受けた人よりも暴力をふるう割合は低いかもしれないが，何の診断も受けていない人よりは暴力をふるう確率が高いのかもしれない。このように混乱した結果が示されていることに加えて，これらの研究の多くがスカンジナビアにおいて行われていることに対して，Tiihonenらは，「比較的犯罪率の低い，欧米先進国（例：スウェーデン，デンマーク，ノルウェー，イギリス，カナダ）については一般化できるかもしれないが，米国のように犯罪率の高い国には一般化できないであろう」（文献239のp. 844）とも述べている。

マッカーサー研究における患者の診断は？

本研究に参加した臨床家（Ph.D.あるいはMA／MSW）は，適切なⅠ軸診断がないときには，「DSM-III-Rチェックリスト（DSM-III-R Checklist）」[99]や，「DSM-III-R パーソナリティのための構造化面接（Structured Interview for DSM-III-R Personality）」[169]を用いて診療録上の診断名やパーソナリティ障害を確認した。症例の85.7％で，チェックリスト上の診断と診療録上の診断とが一致していた。診断に相違があった場合には，各現場でコンサルタントとなる精神科医がそれを解決した。

付録Aに記されているように，もっとも多かった研究用の主診断はうつ病であり（41.9％），続いてアルコールや薬物の乱用および依存症（21.8％），統合失調症（17.0％），双極性障害（14.1％），パーソナリティ障害のみ（2.1％），その他の精神病性障害（3.1％）となっていた。研究用の主診断として主要な精神障害（これに含まれる具体的な診断内容については次の段落を参照）の診断を受けた全症例のうち，薬物の乱用や依存症の併存診断がついた割合は，うつ病49.6％，統合失調症41.0％，双極性障害37.7％，その他の精神病性障害45.0％であった。

診断と暴力の関係は？

　暴力の発生率は，本研究グループの臨床家が決定した3つの広義の診断グループごとに計算された。（この詳しい結果については，文献214参照）。第1グループ（最初の20週間：n＝395，1年間総計：n＝397）は，主要な精神障害の診断（統合失調症，統合失調症様障害，失調感情障害，うつ病，気分変調性障害，躁病，循環気質，その他の精神病性障害〈妄想性障害，非定型精神病，短期反応精神病など〉）を受けているが，薬物の乱用や併存症の診断を受けていない患者であった（主要な精神障害・薬物乱用なしグループ）。第2グループ（最初の20週間：n＝386，1年間総計：n＝392）は，主要な精神障害の診断を受けており，薬物乱用・依存症の依存診断も受けている患者であった（主要な精神障害・薬物乱用グループ）[1]。第3グループ（最初の20週間：n＝138，1年間総計：n＝142）は，「その他の」精神障害（パーソナリティ障害，適応障害，「自殺傾向」のいくつかの症例）の診断を受け，薬物乱用・依存症の併存診断も受けている患者であった（その他の精神障害・薬物乱用グループ）。

---

[1] 主要な精神障害・薬物乱用なしグループ，主要な精神障害・薬物乱用グループの患者は，Ⅱ軸の併存診断を受けていた可能性があるが，ここではそれについては分析していない。

表4.1. 広義の診断グループ別に見た，暴力発生率（%）

	主要な精神障害 ・薬物乱用なし	主要な精神障害 ・薬物乱用	その他の精神障害 ・薬物乱用	サンプル 合計
最初の20週間	10.1	22.3	32.6	18.7***
1年間	17.9	31.1	43.0	27.5***

***$p<.001$.

1年間の暴力発生率は，主要な精神障害・薬物乱用なしグループにおいては17.9％であった。薬物の乱用が同時に生じている場合には暴力の発生率は明らかに上がり，主要な精神障害・薬物乱用グループでは31.1％の暴力発生率であった。しかし，その他の精神障害・薬物乱用グループでは，さらにこれを上回り，43.0％であった（表4.1）。退院後の20週間のそれぞれの暴力発生率は，順に10.1％，22.3％，32.6％だった。分析の結果，暴力発生率については，1年間総計と最初の20週間の両方に，診断グループの主効果が示された。

主要な精神障害グループの暴力は主に，統合失調症（最初の20週間：n＝160，1年間総計：n＝162），大うつ病（最初の20週間：n＝393，1年間総計：n＝397），双極性障害（最初の20週間および1年間総計：n＝132）の患者によるものであった。

統合失調症の人はうつ病の人より，暴力的になる傾向が強いという一般的な見解に反して[168]，1年間の暴力の発生率は，統合失調症患者14.8％，うつ病患者28.5％，双極性障害患者22.0％であり，この割合には統計学的に有意な差が見られた。これに対して退院直後の20週間の暴力発生率は，統合失調症患者8.1％，うつ病患者18.8％，双極性障害患者15.2％で，ここにも統計学的に有意な差が見られた。上記3つの主要な精神障害のうちいずれかの主診断を受けた患者では，アルコールもしくは薬物の乱用や依存症の併存診断と暴力との間に有意な関連性があった。薬物乱用の併存診断のない患者で退院直後の20週間に暴力をふるったのは10.0％であったのに対して，併存診断のある患者では22.5％であっ

た（1年間のフォローアップ期間では，併存診断なしは18.1％，併存診断ありは31.3％であった）。

診断についての結論

　先行研究（文献224, 228, 10）を裏づける形で，薬物の乱用や依存症の併存診断は，暴力発生の重要な因子になることが示された。さらに他の研究（文献114, 172）も支持しているように，主要な精神障害の診断は，パーソナリティ障害や適応障害といった「その他」の精神障害の診断よりも，暴力の発生率との関連は弱いことが明らかになった[114, 172]。さらに，主要な精神障害の中でも，統合失調症の診断は，うつ病や双極性障害の診断よりも，暴力の発生率が低かった。これらの結果は，地域社会における暴力に関して，「病院から退院した精神科患者」をひとくくりにして考えることは不適切であることを強調するものである。

サイコパシー[2]

　サイコパシーについての学術研究は，過去10年ほどの間に驚くべき勢いで発展し，現在，サイコパシーは，犯罪者の将来の暴力に関して「比類のない」予測力を持つと考えられている（文献190, 74, 92, 19参照）。この勢いに拍車をかけてきた実証的な研究の大半は，ヘアー・サイコパシー・チェックリスト（Hare Psychopathy Checklist：Hare PCL, PCL-R[72, 73]初版または改訂版）に基盤を置き，刑事司法制度における受刑者か司法精神科患者の男性に焦点を当ててきた（文献82参照）。これらの研究はPCLとPCL-Rが，受刑者（例：文献87, 196）や精神障害のある犯罪者（例：文献81, 89, 178）における一般犯罪および暴力犯罪の再犯について比較的強い予測力を持っていることを示唆している。

---

[2] 本章はJennifer L. Skeem, Ph.D.との共著による。

しかし，HareのPCLやPCL-Rを用いて一般精神科のサンプルを対象に調査した研究はほとんどない。このようなデータの不足に対応すべく，Hartら[84]は犯罪者ではないサンプルのサイコパシーの評価や，犯罪者サンプルでのサイコパシーをスクリーニングするために，PCLの短いスクリーニング版（the Hare PCL：SV）を開発した。このツールは，一般精神科のサンプルを基準にした心理測定法として作られたものであるが，その合計得点はHare PCL-Rとの強い関連性を示していた（r＝0.80)[85]。

Hare PCL：SVの予測妥当性についての研究はそれほど多くはない。Hare PCL：SVは，司法精神科患者の退院後の暴力を予測し[94,221]，精神科患者においては，慢性的な暴力歴のある者とない者を適切に判別できることが示された[160]。にもかかわらず，Hare PCL：SVの，一般精神科患者における暴力の予測力を評価した研究はわずかに1本しか公表されていない。Douglasら[44]は遡及的デザインを用いて，強制入院となった一般患者193人のファイルをレビューし，そこにHare PCL：SVで得点を割り当て，退院後の平均2年間の地域社会における暴力に関する予測力について評価した。Hare PCL：SVのサンプル中央値である8以上の得点であった患者は，8未満であった患者に比べ，退院後に身体的な暴力をふるう確率が5倍であり，暴力犯罪で逮捕される確率は14倍にのぼることが示された。

マッカーサー研究におけるサイコパシーの基準

Hare PCL：SVは，元の尺度[77,79]と同じく，臨床面接を構造化したものであり，付随的情報を統合整理することで，強い相関関係を持った2つの下位因子を評価し，結果を1つの構成要素として解釈できるようになっている。第一因子は，「他人の利己的で，冷淡で無慈悲な利用」[85]といったサイコパシーの対人関係や感情に関する問題を表している。Hare PCL：SVの第一因子には，浅薄，誇大化，詐欺，良心の呵責の欠

如，共感性の欠如，責任の否認などが含まれている。第二因子は，「慢性的に不安定で，反社会的な生活スタイル」という社会的に逸脱した行動を表している。ここには，衝動性，行動の制御不能，現実的な目標の欠如，無責任，青年期の反社会的行動，成人期の反社会的行動などが含まれている。第一因子は「情動的愛着の欠如」，第二因子は「反社会的行動」と分類されている（Patrickら[167]に準ずる）。

潜在的なサイコパス患者の割合は？

Hare PCL：SVはサイコパシーの特徴だけでなく，その分類に関する評価基準も示している。Hartら[85]はPCL-Rのサイコパシー分類予測の有効性に基づき，分類のためのカットオフ値を選定した。これによると，12点以下はサイコパシーでないことを示し，13～17点はサイコパシーである可能性を，そして18点以上はサイコパシーである可能性が高いことを意味するとした。Hartら[85]の，サイコパシーの可能性が高い（18点以上）とする閾値を適用すると，本研究における一般患者のサイコパシー発現率はわずかに8％であるが，これは過去の研究結果と類似した結果だった[85]。この基準率は，司法精神科患者や受刑者のサンプルと比較した場合には，およそ3分の1の値である[85,75]。今回のサンプルにおいては，サイコパシーの可能性が高い者が少なかったため，この分析で用いたサイコパシーの分類評価基準では，研究の対象者を「非サイコパシー」（スコア≤12：サンプルの78％）と「サイコパシーの可能性あり」（スコア＞12：サンプルの22％）に分類した。

サイコパシーと暴力の関係は？

サイコパシーを分類の評価基準として扱った場合，Hare PCL：SVの得点と暴力の関係は，犯罪者だけでなく一般の精神科患者にも一般化できることが明らかになった。（これらの分析に関する詳細な説明は，文献205を参照）。表4.2に示されているように，退院直後の20週間（χ^2［1, n＝860］

表4.2. Hare PCL：SVによる分類と退院後の暴力の頻度

サイコパシー	暴力発生率（%）	
	最初の20週間	1年間
非サイコパシーの参加者	13.0 (n=87)***	21.9 (n=148)***
サイコパシーの可能性のある参加者	37.7 (n=72)	49.7 (n= 97)

***p<.001

=60.01, p=.000）と1年間の全フォローアップ期間（χ^2[1, n=871]=58.07, p=.000）の両方を通じて，「サイコパシーの可能性あり」の患者に比べ，「非サイコパシー」の患者のほうが，暴力の発生率が有意に低かった。以降でサイコパシーに関して述べる暴力の評価は，1年間の全フォローアップ期間についてのものである。なぜなら，サイコパシーは比較的安定した構造を持った概念であり[78,122]，サイコパシーに関連した暴力リスクは，フォローアップ期間が長くても変動しないと考えられるからである。

　Hare PCL：SVの合計得点と退院後1年間の暴力との関係は，受信者動作特性（ROC）分析を用いて検討された（第5章参照）。この分析におけるROC曲線下の面積（AUC）は0.73であり，これは暴力的になる患者が，無作為に選ばれた暴力的にならない患者よりもHare PCL：SVで高得点となる可能性が73％であるということを示している。

　ROC分析の結果，Douglasら[44]の研究と同様に，暴力の予測においては，Hare PCL：SVの閾値である8点前後で感度（0.72）と特異度（0.65）の両方が同時に釣り合うことがわかった。言い換えれば，Hare PCL：SVで合計得点が8点以上の一般患者は，8点未満の患者よりも，暴力にかかわりやすいということを表している。暴力を最大限に予測するこの閾値は，サイコパシー（18点以上）やサイコパシーの可能性あり（13〜18点）を診断するためのHare PCL：SVのスコアより，はるかに低いものである[85]。つまり，サイコパシーや反社会的行動の特徴を持っている一般精神科患者は，たとえHare PCL：SVの診断閾値に達

していなくても，このような特徴を持っていない者に比べて暴力をふるうリスクが高いといえる。

　しかし，これに批判的な人の中には，PCLの持つ予測力は，特有のパーソナリティ構造の評価に基づくものではなく，犯罪歴などの暴力に関する非特異的な行動的予測因子を体系的に「ひとまとめ」にしたものを基盤としていると考える者もいる。たとえばTochは，PCLの予測力は「将来の非行を予測する最良の因子は，過去の非行である。非行が習慣的で，それを犯した者が若年であるときは特にそれがいえる…」という原則に基づいたものであると主張している（文献240のp. 150）。

　犯罪者のサンプルでこの問題に取り組み，PCLおよびPCL-Rと暴力との関係についての評価を始めた研究グループもある（文献80, 87, 89, 179）。この評価は，犯罪歴を反映したPCL項目を削除したり，犯罪歴や人口統計学的特徴の指標を統計学的に統制したりして行われた。これらの研究により，PCLおよびPCL-R合計得点の予測妥当性は，単純に逮捕歴や性別，年齢といった変数の影響を受けているわけではないことが示された。しかし，薬物乱用などの精神障害といった，サイコパシーや暴力に関連する重要な変数はほとんど統制されておらず（cf. Hillら[94]），さらに，一般精神科患者のサンプルを用いた研究もなかった。

　我々は，一般精神科患者のサンプルにおいて，Hare PCL：SVの増分妥当性について厳密な検証を行った。この際，Hare PCL：SVと暴力の相関関係を確認して統計学的にその影響を除去し，暴力の予測におけるHare PCL：SVの純粋な影響性を求めた。このために以下の5つのカテゴリーの15の共変量を統制した。(1)犯罪歴と暴力歴（逮捕の回数，対人犯罪による逮捕，対物犯罪による逮捕，最近の暴力），(2)薬物の使用と診断（アルコールもしくは薬物関連の診断，本研究中の何らかの薬物使用），(3)その他のパーソナリティ障害（反社会的，もしくは「B群」のパーソナリティ障害），(4)怒り（本章で後に述べるNovaco Anger Scaleの行動サブスケール），(5)人口統計学的特徴（性別，人種，社会

経済的地位，教育，推定言語性IQ)。この15の共変量を統制したステップワイズ法を用いた連続的ロジスティック回帰分析を行い，暴力の予測について，患者を「非サイコパシー」と「サイコパシーの可能性あり」に分類するHare PCL：SVの増分妥当性を評価した（詳細は文献205参照）。共変量の変数だけでも十分に暴力を予測できたが，Hare PCL：SV分類が加わることにより，モデルの予測力は有意に増加した。したがって，Hare PCL：SVの予測力は，過去の犯罪や暴力行為，薬物乱用，サイコパシー以外の人格障害，もしくは「ハイリスク」な人口統計学的特徴だけを反映した評価に基づくものではないと思われる。

　Hareらは，サイコパシーは，PCL尺度における2つの関連因子である「情動的愛着の欠如」と「反社会的行動」の共在によって特徴づけられると考えている（例：文献76）。しかしLilienfeld[115,116]は，2ファクターモデル（two-factor model）は，「過去の研究で一貫して区別されてきた2つの構成要素間の関係性や重要性について」の現在進行中の大きな議論をまとめたものであり，サイコパシーを定義するものではないと主張しており，これには説得力がある（文献171のp.109，文献250参照）。Clecley[33]の独創的な研究によって例証された，「パーソナリティに基づいた」モデル[115,116]は，PCLの「情動的愛着の欠如」因子におおむね対応する，人格特性の中核クラスターに焦点を当てている。一方，「行動に基づくアプローチ」[180]では，PCLの「反社会的行動」因子に包含されている内容も含め，観察可能な社会的逸脱行動に関する長い経過を強調している。

　PCL尺度の因子得点は，「サイコパシーの社会的逸脱に関する要素を，その構成体の基礎となるパーソナリティ特性のクラスターから切り離すことができる」（文献77のp.340）ため，この見解を検証するために，我々はこの因子得点を用いることとした。その結果，Hare PCL：SVの一般精神科患者のサンプルにおける暴力の予測力は，これまでの解釈と同様に，サイコパシーのパーソナリティ特性（つまり，「情動的愛着の欠如」

因子）とはあまり関連していないことが示された。まず，患者の「反社会的行動」因子得点（n＝0.38）は，「情動的愛着の欠如」因子得点（n＝0.28）よりも，強く暴力を予測した。さらに，患者の「反社会的行動」因子得点には，Hare PCL：SVの合計得点（AUC＝0.73）と同程度の暴力の予測力があり，これは，「情動的愛着の欠如」因子が暴力に与える影響が比較的小さいことを示唆している（文献44, 79, 91, 190参照）。

　第二に，さらに重要な点として，「情動的愛着の欠如」因子ではなく「反社会的行動」因子が，暴力の予測において，先の15の共変量に増分妥当性を高めたことがあげられる。Hare PCL：SVと暴力の共変量を統制し，Hare PCL：SVの因子得点を投入してステップワイズ法を用いた連続的ロジスティック回帰分析[232]を行った（詳細は文献205参照）。その結果，「反社会的行動」因子がモデルに加わっただけで，暴力の予測力が著しく向上したのである。すべての共変量が「情動的愛着の欠如」因子よりも「反社会的行動」因子と強く相関していたにもかかわらず，このような結果が示されたのは注目すべきことである。共変量の影響を取り除けば，サイコパシーの中核である対人関係や感情特性の方が暴力との関連が強まるはずであったが，実際は，「反社会的行動」因子だけが共変量の説明力を強めたのである。

サイコパシーと暴力についての結論

　Hare PCL：SVはこのサンプルにおいて暴力を強く予測することが示され，事実，この研究で検証された変数の中でHare PCL：SVはもっとも強力な予測力を持っていた（第5章参照）。一般精神科患者においてはHare PCL：SVのサイコパシーの基準率が低いにもかかわらず，サイコパシーの一部の特性と反社会的行動は，将来の暴力を予測するものであった。Hare PCL：SVは，最近の暴力や犯罪歴，薬物乱用，その他のパーソナリティ障害などを含む多数の共変数に対し，暴力を予測する際の増分妥当性を付加した。しかし，Hare PCL：SVの基本的かつ独

特な予測力の大部分は，サイコパシーの中核的な対人的，感情的な特性が凝縮された「情動的愛着の欠如」因子よりもむしろ「反社会的行動」因子に基づいている。

　後半に述べた結果は，今後の研究と臨床実践の両方に対して示唆に富むものである。この結果は，PCL基準の基盤となっている2ファクターモデルが「いくつかの大きな疑問に対する答えが出せないままである」(文献115のp. 28) という事実を強調している。この問題に対して，近年，CookeとMichie[309]は，いくつかの大きなデータセットを再分析し，サイコパシーの3ファクターモデルを開発した。このモデルでは，元の「情動的愛着の欠如」因子が(1)「尊大で虚偽的な対人関係」因子と(2)「非感情的な経験」因子に分けられている。また，元の「反社会的行動」因子からサイコパシーの指標としては不十分な，いくつかの非特異的な行動に関する項目（例：成人期の反社会的行動）を削除し，(3)「衝動的／無責任な行動スタイル」因子を作成した。今後は，この3ファクターモデルが本研究データにどの程度適合するのかについて測定され，この3つの因子と原型の2つの因子の暴力の予測力とが比較，検証されることだろう。

　しかし，これまでの研究から，PCLの「反社会的行動」因子を社会的な逸脱行動の典型例として概念化したことは，少なくともPCL尺度が一般精神科患者に用いられるときには，不適切であったことが指摘されている。この因子は，単に行動的逸脱の経過ではなく，反社会的行動や暴力に関連したパーソナリティ特性を反映しているかもしれないのである。「反社会的行動」因子を構成している項目の半分は，衝動性，無責任さ，目標・計画性の欠如などのパーソナリティ特性と関連している。この因子は，暴力と関連したパーソナリティ構造を表しているかもしれないが，一般にサイコパシーとして理解されている概念（例：冷淡，良心の欠如，表面性）とは異なるものである。したがって，Hare PCL：SVがリスク指標として用いられるときには，十分な注意が必要であ

る[18, 68, 121]。つまり，臨床医は，患者のPCL尺度の，高くはあるが閾値下にある得点の意味を特に慎重に解釈すべきである。特に得点が診断閾値より下である場合，得点が高いからといって必ずしもそれだけで「サイコパシー」であるとはいえない。臨床医は，PCL尺度の2因子構造に留意し，PCL得点やその影響がどの程度「情動的愛着の欠如」因子あるいは「反社会的行動」因子に基づいたものであるかを，常に説明する必要がある。本研究では，一般精神科患者においては，その合計得点が「情動的愛着の欠如」因子と「反社会的行動」因子の得点からどのように構成されているのかによって，暴力リスクが大きくなったり小さくなったりする可能性があることが示唆された（文献190参照）。言い換えれば，合計得点が同じでも，「情動的愛着の欠如」項目の得点が高い場合よりも，「反社会的行動」項目の得点が高い場合の方が，暴力リスクが大きい可能性があるということである（文献183参照）。

妄想

　一般人も精神保健の専門家も，長い間，妄想と暴力を結びつけて考えてきた。事実，大衆向けのメディアの中では，危険な精神科患者の典型例のような人物が「狂った考え」に駆り立てられ，しばしば幻聴に焚きつけられて，言うに耐えないような暴力行為に及んでいる[16, 67]。学術研究には，妄想と暴力の関連性について詳述した症例報告が山のようにある。司法精神科患者と一般精神科患者の集団についての体系的な研究では，精神病症状のある人による暴力のほとんどは，妄想によって引き起こされたものではないことが確認されているが，ごく少数の事例では，妄想に基づく思考が暴力行為の原因である場合もある[98, 100, 125, 234, 242]。

　妄想が暴力を助長することがあるという結論に，反論する者はいないだろう。しかし，これらの研究は，妄想を持つ人が，精神疾患のある者もない者も含め，他の人々よりも，暴力的であるのかという疑問につい

ては取り上げていない。たとえば，妄想を持つ人は，その他の理由で暴力をふるうことは少ないかもしれない（例：手段としての暴力）。最近行われた2つの調査では，まさにこの問題に取り組んでいる。Linkらは，ニューヨークとイスラエルで行われた疫学研究によれば，現在の精神科患者と精神科の既往のある患者群では，非患者群よりも一連の妄想症状（TCO〈threat／control override：脅威／制御・蹂躙〉妄想と呼ばれる）が，高い暴力発生率の原因となっていることを特定した[117, 120, 119]。Linkの研究に参加した対象者は，自分を傷つけようとしている人間がいると考えたことがある（脅威），あるいは外部の力が自分をコントロールしていると考えたことがある（制御・蹂躙）と報告した場合に，TCO妄想があると採点された。また，Swansonら[224]は，管轄区域の疫学的研究データを再分析し，これらの知見を裏付けた。我々は，これらの調査を重視し，マッカーサー暴力リスクアセスメント研究のデータを使って，TCO仮説を検証することにした。

マッカーサー研究における妄想の基準

ベースライン面接と各フォローアップ面接において，対象者が妄想的であるかどうかを判断するための質問が行われた。それらの質問はほとんどが診断面接表（Diagnostic Interview Schedule：DIS）から選ばれたものであり，過去2カ月間に「誰かがあなたをスパイしていると確信したことがありますか」「ある人物や権力，威力に操られていると考えたことがありますか」「自分には特別な才能や力があると考えたことはありますか」などからなっている[181]。面接者はこのとき，DSM-III-Rの妄想の定義に基づき，入手されたすべての情報から，対象者がおそらく，もしくは間違いなく妄想的であるか，あるいは，対象者の返答は現実（例：対象者宅の玄関の階段にいた薬物の売人が，本当に彼を見張っていた〈スパイしていた〉）や，妄想ではない何らかの知覚（例：誰かが自分を「操ろうと」しているという思い込みは，離婚した夫が子どもの

扶養手当を払おうとしないことに起因している）を反映したものであるのかといった判断が求められた。この判断の一貫性を確保するため，精神科医であるAppelbaumが，対象者が自分の信念・思いこみについて述べた内容が一語一句書かれたすべてのスクリーニングの記録を再調査し，必要に応じて面接の音声テープも聞いた。面接者の評価を変更して，対象者を妄想グループから非妄想グループへと移動する決定が下されたのは1件のみであった。

ベースライン面接では，サンプルの28.9％（n＝328）に，明らかな妄想が確認された。妄想的な対象者は，最近の生活にもっとも衝撃を与えた妄想について，さらに詳細なアセスメントを受けた（対象者が1つの妄想を選べず，面接者が選ばなくてはならない場合もあった）。アセスメントはマッカーサー・モーズリー妄想アセスメント尺度（MacArthur-Maudsley Delusions Assessment Scale：MMDAS）を用いて行われた。これは，モーズリー妄想アセスメント尺度（Maudsley Assessment of Delusions Scale）[237]を改訂したものであり，確信，否定的感情，信念に基づいた行動，信念による行動の抑制，没入，普及性という相互に独立した6つの要素について評価するものである。詳しい内容とMMDASの精神測定データについては別の論文で報告されている[8]。

妄想と暴力の関係は？

表4.3のパートAにあるように，ベースライン時の妄想は，退院後の最初の20週間では暴力と有意な関連はなかったものの，1年間の全フォローアップ期間では，暴力と有意な弱い負の関係が見られた（χ^2＝4.12, df＝1, p＝.04）。すなわち，病院で妄想的だった患者は，退院後暴力的にはなりにくいということである。さまざまなタイプの妄想を個別に検証すると，最初の20週間と1年間の全フォローアップ期間の両方で，被害妄想と身体／精神をコントロールされる（マインドコントロール）妄想のほか（この両者はTCO仮説によれば，暴力を予測すると考

表4.3. 入院前の妄想と退院後の暴力

妄想	暴力発生率（％）	
	最初の20週間	1年間
A. 妄想があるか		
なし	20.0（n = 135）	29.4（n = 201）*
あり	15.5（n = 41）	22.8（n = 61）
B. TCO妄想		
なし	20.4（n = 155）**	29.4（n = 226）**
あり	11.7（n = 21）	19.7（n = 36）

TCO＝脅威／制御・蹂躙
*p = .05 **p = .01.

えられるが）、宗教的な妄想についても、有意な負の関係が見られた。妄想に暴力的な内容があることは、たとえその暴力が他人に向けられたものであっても、フォローアップ期間中の暴力を予測しなかった。妄想の持続時間も、後の暴力と関連していなかった。MMDASの6つの要素はいずれも、退院後20週間以内の暴力とは有意な関係はみられなかった。しかしながら、フォローアップの1年間では唯一、妄想（暴力的な行為を除く）に従って行動する傾向は、暴力的行為と有意な関連性を示した。MMDASの他の要素では、いずれにおいてもこのような関連性は示されなかった。

　暴力への影響を増幅すると推測された変数が、暴力の発生率に及ぼしていた影響は一貫性のないものだった。たとえば、妄想的な対象者における幻覚は、フォローアップの1年間での暴力の増加とは関連していたが（$\chi^2 = 5.52, df = 1, p = .019$）、退院後20週間ではそれほど暴力を増加させなかった。同様の結果は命令性の幻聴においても見られた。最初の20週間では暴力は増加傾向（$\chi^2 = 3.42, df = 1, p = .064$）を示し、1年間の場合では暴力は有意に増加していた（$\chi^2 = 7.09, df = 1, p = .008$）。しかし、妄想と、暴力空想評価表（Schedule of Imagined Violence；後述参照）、Hare Psychopathy Checklist Screening Version（前述）の得点、

そしてその後の暴力の4つの間には，有意な相互作用は見られなかった。本研究の分析では，暴力と薬物乱用には概して強い関連性が見られるにもかかわらず，薬物乱用や薬物依存症の診断のない者よりもこれらの診断がある妄想的な対象者の方が，退院後の20週間でも（$\chi^2=1.49$, $df=1$, $p=.22$），フォローアップの1年間でも（$\chi^2=.08$, $df=1$, $p=.77$），暴力的になりやすいということは示されなかった。対照的に，妄想的でない対象者においては，20週間と1年間の両方で，薬物乱用者に有意な暴力発生率の増加が見られた（20週間：$\chi^2=30.47$, $df=1$, $p<.001$，1年間：$\chi^2=32.62$, $df=1$, $p<.001$）。

妄想と暴力の間に予測されていた関係を確認できなかったため，より直接的にTCO仮説を検証することにした。DLSスクリーニングの妄想に関する質問から，TCOの要素を表す8つの質問のサブセットが選び出された。表4.3のパートBに示されているように，先行研究からの予測に反して，TCO妄想ありと評価された対象者は，退院直後の20週間でもフォローアップの1年間でも，TCO妄想のない者より暴力的になる傾向が有意に小さかった（20週間：$\chi^2=7.32$, $df=1$, $p=.007$，全1年間：$\chi^2=7.05$, $df=1$, $p=.008$）。（ここで用いられた方法の詳細な説明と付加的な分析については，文献7参照）。

先行研究の結果を確認するような結果が得られなかったことについては，いくつかの方法論的な原因が考えられる。まず，この研究で用いたTCO妄想の基準の違いが，結果に影響した可能性が検証された。しかし，先の研究グループが用いた基準の近似値を作成したところ，我々の基準との間に非常に高い相関関係が確認された。したがって，基準の違いが結果の違いに大きく影響したとは考えにくい。第二に，我々は暴力の評価尺度の違いについて検討した。先行研究では，傷害につながらなかった比較的重大性の低い行為も「暴力」のカテゴリーに含めていた。しかし，このような「その他の攻撃的行為」を我々の評価項目に加えても，TCO妄想と暴力との間に有意な関係は示されなかった。

しかし，次の2つの方法論的な差異は，より重要なものであるかもしれない。先の研究はすべて，過去のある期間におけるTCO症状と暴力との関係を検証していた。我々の分析は，TCO妄想による予測効果に焦点を当てていた。遡及的な方法ではよくあるように，先行研究のデータには，特定できないバイアスが生じていた可能性もある。

加えて，以前に報告されたデータでは，対象者が妄想的であると評価するスクリーニングは，対象者の回答に依存して判断されていた。したがって，たとえば，もし対象者が，誰かが自分を傷つけようとしているかという質問に「はい」と回答をした場合，たいていはTCO妄想ありと評価されていた。一方，本研究の面接者は（ベースライン時の対象者の病歴も含め）利用可能なデータのすべてに基づいて，対象者の回答を精査し，対象者が本当に妄想的であるかどうかを評価するよう指示を受けていた。この方法で調べたところ，少なくとも1つのスクリーニングの質問に「はい」に回答した対象者が532人だったのに対し，ベースライン時にTCO妄想ありと評価された人数は，230人にまで減少した。レトロスペクティブな分析と対象者の症状に関する自己報告を用いて，先の研究手法を再現したところ，TCO症状を報告した者においては，ベースラインと各フォローアップの面接時の暴力の報告率が高いことが明らかとなった。

これらの手法を使い，我々は先行研究の結果と本質的に同じ結果を得ることができた。しかしこの結果は，遡及的にデータを調査し，TCOの説明では妄想的ではないとされる多くの症状を含め，この方法において必然的に生じるバイアスの可能性もすべて許容した上で得られたものである。TCO症状（妄想的な症状とそうでない症状の両方を含む）と暴力の関係は，そのすべてが遡及的な方法の産物とは限らないと仮定すれば，一般的な他者への猜疑心（怒りと衝動性と関連したもの）と暴力的行動の関連性から，説明できると考えられる。怒り（Novaco Anger Scale[161]を使って測定したもの）と衝動性（Barratt Impulsiveness

Scale[13]によって測定されたもの）の影響を統制したとき，各フォローアップ面接時に自己報告されたTCO症状と暴力との間の有意な関連性はなくなったのである[7]。

妄想と暴力についての結論

　一般的な見解といくつかの研究結果に反して，本研究のデータは，最近退院した精神科患者の妄想の有無が，高い暴力発生率を予測するわけではないことを示した。この結論は，妄想のタイプやその内容（暴力的なものも含む），妄想の独立した構成要素を考慮しても変わらなかった。特に，近年，多くの議論がなされた脅威／制御・蹂躙妄想と暴力との関係は，本研究では確認されなかった。一方で，妄想的でない疑い深さ（他人の行動について，自分に敵意を向けていると誤解をする傾向などが考えられる）は，後の暴力と関連している可能性があり，先の研究結果を説明できるかもしれない[10]。

　もちろん，これらのデータから，妄想は暴力の原因とならないと解釈してはならない。臨床的な経験と，妄想が暴力の原因になりうるという結果を示した多くの研究から，それは明らかなことである。しかし，我々の研究結果はおそらく，Jungingerら[100]が行った，妄想がある入院患者54人を対象とした研究で，「人が妄想によって暴力に駆り立てられることはまれである」ことを示した研究結果と一致するものである。また，Estroffら[51]が示唆したように，慢性的な精神病状態にある場合には，社会から引きこもったり，より小さなソーシャルネットワークの中で生活することが多いため，暴力が妄想と強く関連しなかったのは，妄想が，しばしばこうした慢性的な精神病状態と関連しているからかもしれない。したがって，地域社会で生活している妄想的な対象者は，比較的病状の軽い患者よりも，暴力につながり得るような対人関係への希求は弱く，また実際に他者に関わるような機会も少ないかもしれない。この仮説を我々のデータで裏付けることはできないが（ソーシャルネットワークの

大きさを統制しても，TCO症状と暴力の関係に影響はなかった)，さらに調査を進める価値はある。

幻覚

　幻聴と暴力に関連性があるだろうという推測は，どちらかといえば，妄想と暴力に関する推測よりも，さらに強いものである。臨床医は研修中に，命令性の幻聴がある患者や，その中でも暴力行為を行えと命令してくるような特有の声がある患者はたいてい危険であり，直ちに入院させる必要があると一律に教えられる。妄想と同様，命令性の幻聴が暴力を引き起こし得るということには疑問の余地はない[126, 130]。しかし，そのような幻聴が聞こえる人のほうが，暴力リスクが高くなるかについては，それほど明確な研究結果は示されていない。Rudnick[180]の最近のレビューでは，命令性の幻聴と暴力との関係を扱った7本の対照研究を取り上げたが，それらの7本ともが遡及的な研究であり，いずれも方法論的問題があることを指摘した。興味深いことに，この問題については一般的に，関連があると思われているが，7本のいずれの研究においても命令性の幻聴と暴力との間に正の関連性は見られず，1本の研究では，負の関連が示されていた。命令性の幻聴が生じている中で暴力が発生した場合，暴力は，その命令する声の優しさや親しみとは正の関連があり，命令された行動の重大さとは負の関連があるようであった。

マッカーサー研究における幻聴の基準

　我々の研究では，幻聴はベースライン面接と各フォローアップの面接において，一連の構造化された質問によって確認された。対象者は「他の人には聞こえない物音や声を2回以上聞いたか」を尋ねられた。対象者がそれを肯定した場合，その幻聴の特徴や持続時間，内容，幻聴に対する対象者の態度が精査された。入院前の2カ月間に幻聴を経験した対

表4.4. 入院前の幻聴と退院後の暴力

幻聴	暴力発生率（%）	
	最初の20週間	1年間
A. 幻聴の有無		
なし	18.9 (n=129)	27.4 (n=189)
あり	19.0 (n= 47)	29.0 (n= 73)
B. 命令性の幻聴		
なし	18.5 (n=147)	27.1 (n=219)
あり	21.8 (n= 29)	32.3 (n= 43)
C. 暴力行為を行えという命令		
なし	16.6 (n= 32)*	23.9 (n= 47)***
あり	27.7 (n= 18)	44.6 (n= 29)

*p<.05　***p<.001.

象者のデータだけが（ベースラインサンプルの27％，n=304），この分析に用いられた。

幻聴と暴力との関係は？

　先行研究と同じく，ベースラインにおける一般的な幻聴も命令性の幻聴も（n=164），退院直後の20週間とフォローアップの1年間の両方で暴力行為と有意な関連は見られなかった（表4.4，パートA・パートB）。また暴力は，幻聴の持続時間や，その声に従わなくてはならないという対象者の感情，幻聴に従った経験，将来幻聴に従うだろうという対象者の考えとも関連していなかった。

　しかし，表4.4パートCに示されているように，対象者が，幻聴に他者への暴力を命令されたと報告した場合，退院直後の20週間とフォローアップの1年間のいずれでも，対象者が暴力的になる傾向は有意に高かった（20週間：χ^2=3-84, df=1, p=.05；1年間：χ^2=10.23, df=1, p=.001）。これは対象者が過去に命令性の幻聴に従ったことがあるかどうかにかかわらず，一貫して示された結果であった。

幻聴と暴力についての結論

　命令性の幻聴と暴力との関連について得られた知見は，妄想と暴力に関する結果よりは，従来の見識と一致するものであった。命令性の幻聴自体は暴力リスクを高めるわけではないが，その声が暴力行為を命令した場合は，その後の1年間に暴力を起こす可能性が有意に高まった。臨床医は，暴力をふるうように命令する幻聴があると報告する患者に対応する際は，常に注意してきたが，この結果は，さらにその警戒を助長することになるだろう。

暴力的思考

　「最近，人を傷つけたいと思ったことはありますか」。この質問は，はるか以前から，精神科施設への入院時や退院時に，臨床医が患者の精神状態を診察するために用いている標準的な質問である。研修中の臨床医は必ず，この質問をするように教えられる。実際，患者が診察の直後に誰かに傷害を負わせた場合，被害者が，患者の他者を傷つけたいという思考について適切に臨床的評価ができていればその傷害は避けられた，と主張した場合，この質問をしなかったことは過失とされる可能性もある。

　この質問の論理は実に単純なものである。精神力動療法家にとっては，患者がこれを肯定した場合，暴力リスクが高く，攻撃的な衝動があると判断する証拠となる。認知行動療法家にとっては，この返答は患者が将来，誰かと出会った時に生じうるスクリプト（つまり行動の攻撃的パターンに関する認知的表象）の手がかりとなる。

　しかし，将来の暴力の可能性を推定するという目的に対して，他人を傷つけたいという考えがあるという患者の自己報告に，どれだけの価値があるのかについては，ほとんどわかっていない。他人を傷つけたいという思考の自己報告と，攻撃との関係性については，性的サイコパス

(例：文献41, 124) のほか，就学児童といった非臨床サンプル（例：文献185）や非行少年（例：文献204），大学生（例：文献62, 101）を対象とした調査は行われている。しかし，これらの研究において得られた結果は，サンプルの性質上，精神疾患を持つ人に自信を持って適用することはできない。

したがって，精神障害のために入院している患者の暴力的思考に関する自己報告から得られる予測力というのは，依然，理論的推測の域を出ない予測力にとどまっている。本プロジェクトにおける目的の1つは，患者の暴力的思考を評価し，後の暴力行為との関係を明らかにする方法を開発し，活用することによって，この推測を実証的に検証することであった。これにより，臨床医は，暴力的思考に関するより体系的な質問表を得られるだけでなく，暴力リスクの推定における患者の回答の限界とその価値をより適切に把握することができるであろう。

マッカーサー研究における暴力的思考の基準

暴力空想評価表（Schedule of Imagined Violence：SIV）というツールが，この研究のために作成された。SIVは構造化された8つの質問から成り，各質問にはコード化された回答カテゴリーがついている[64]。最初の質問（「あなたは誰か他の人を身体的に傷つけたり危害を加えたりする空想や思考を抱いたことがありますか」）に対して「はい」と答えた参加者だけが，残りの7つの質問を受け，回答者の他者を傷つけたいという思考の特徴が調査される。各質問は，新近性（質問2），頻度（質問3），慢性度（質問4），危害のタイプの類似性・多様性（質問5），攻撃対象の焦点化vs.全般化（質問6），危害の重大性の変化（質問7），攻撃対象との近接性（質問8）というイメージに関する異なる特徴を尋ねている。回答は合計得点として計算されるのではなく，各質問が個々に検討される。

患者は，SIVの最初の2つの質問に対する回答に基づいて，SIV＋とSIV－の2つのカテゴリーに分類された。他人を身体的に傷つけたいと

考えたことがあり（質問1），そのように考えたのは過去2カ月以内である（質問2）と回答した場合，SIV＋に分類された。

　患者は，病院でのベースライン面接と，退院後の1年間のフォローアップ期間の各面接時にSIV面接を受けた。SIV＋の発現率は，病院でベースライン面接を受けた患者の，性別，年齢，人種，診断カテゴリー，症状の重症度別にそれぞれ調査された。また，病院でのベースライン面接時の患者のSIV分類と，地域社会における各フォローアップ面接時のSIV分類との関係を調査した。言い換えれば，入院中のSIVへの回答から，患者が退院後に起こす暴力について，臨床医が推測できることを検討したのである。

　臨床医は，急性期症状を呈しているとき（つまり，入院中）に暴力的思考を報告した患者の中には，退院後もその思考が持続する者もいれば，しない者もいるということを認識している。理論的には，患者の退院後の暴力行為を把握するためには，入院中に暴力的思考があったかどうかという情報以上に，暴力的思考が持続しているか中断しているかについても知っておくことが重要だろう。したがって，患者を2群に分類して，暴力の発生率を計算した。その分類とは，病院でのベースライン面接と1回目および2回目のフォローアップ面接時にSIV＋と確認された「持続的SIV＋」と，病院でのベースライン面接ではSIV＋であったが，地域でのフォローアップ面接においては5回中1度もSIV＋と確認されなかった「非持続的SIV＋」の2つである。

暴力的思考を報告した患者の割合は？

　ベースライン面接では，患者1,136人中，339人がSIV＋であった。ベースライン面接と10週間ごとのフォローアップ期間に継続してSIV＋と確認された患者の割合は，ベースライン30％，10週間目27％，20週間目28％，30週間目24％，40週間目22％，50週間目21％だった。全フォローアップ面接のSIVデータが入手可能な患者において，少なくと

も1回，面接時に暴力的思考を報告した者の割合は，退院時から10週間目までが42％，20週間目までが49％，30週間目までが52％，40週間目までが55％，50週間までが57％だった。

　性別，人種，年齢，診断，症状の重症度などの各カテゴリーにおけるSIV＋患者の割合は，絶対的な割合という点では，SIV＋患者の全患者集団に対する割合にかなり近かった。とはいえ，患者のSIV＋発現率は，非白人（94％はアフリカ系，16％がラテン系）のほうが白人より有意に高かった（社会経済的地位は統制されている）。また，高年齢者より若年者のほうが，そして，薬物の乱用や依存症の診断を受けた患者や，より症状が深刻な患者のほうが，SIV＋の発現率が高かった[64]。

　我々は入院患者について，ベースラインにおけるSIV＋分類と，地域社会でのさまざまなフォローアップ時点でのSIV＋分類との関係について調査した。この結果については，いくつかの報告ができる。

　まず，ベースラインにおいて既にSIV＋と確認されていたSIV＋の患者の割合は，5回の各フォローアップ面接でもほとんど同じままだった（50％前後）。次に，10週間ごとの各フォローアップ面接においてSIV＋だった患者では，その約半数が，その前の面接でもSIV＋であった。第三に，驚くべきことではないが，それまでの時点で一度もSIV＋と分類されていなかったが，あるフォローアップ面接でSIV＋と確認される患者の割合は，各フォローアップ時点ごとに減っていった。フォローアップの1年間にSIV＋と確認された患者のほぼ全員が退院後の半年間にSIV＋と識別されていた（SIV＋とされた患者は3回目のフォローアップ面接までに約80％）。第四に，SIV＋患者の約20％は，ベースライン面接と，退院後の1年間のフォローアップ面接で，一貫してSIV＋を示していた[64]。

暴力的思考とその後の暴力との関係は？

　ベースライン時のSIV分類と退院直後の20週間および1年間のフォ

表4.5. SIV分類と退院後の暴力の発生頻度

変数	暴力発生率（%）最初の20週間 全サンプル	SIV＋	SIV－	暴力発生率（%）1年間 全サンプル	SIV＋	SIV－
全対象者（n＝939）	18.7	26.3	15.5***	27.5	36.5	23.7***
人種・性別						
白人男性（n＝360）	18.3	22.2	16.9	26.1	31.4	24.2
非白人男性（n＝178）	27.5	46.0	17.4***	37.2	57.8	25.9***
白人女性（n＝285）	12.3	10.5	13.0	21.3	21.1	21.5
非白人女性（n＝116）	22.4	35.0	14.7*	32.5	45.0	25.0*

*p＜.01　***p＜.001.

ローアップ時の暴力行動との関係を，表4.5に示した。最初の20週間における入院患者全サンプルの暴力行動の発生率は19％，SIV＋患者では26％であり，これは，SIV－患者の16％より有意に高かった。同様に，全患者における1年間の暴力発生率は27％であり，SIV＋患者における36％という発生率は，SIV－患者の24％よりも有意に高かった。

　SIV分類と診断や症状の重症度との間には，有意な交互作用は見られなかった。SIV分類と人種，SIV分類と性別との間には，退院後の20週間と1年間の両方で有意な交互作用が見られた。性別による人種に関する調査結果において，SIV分類と暴力との関係が見られたのは，主に非白人の男女であった。非白人の男女のSIV＋の患者が地域社会に戻った後に，暴力をおこす確率は，非白人のSIV－患者の2～3倍であることが示された。

　最終的に，41人の患者が「非持続的SIV＋」（病院でのベースライン面接でSIV＋と報告されたが，地域社会でのフォローアップ面接時にはSIV＋と報告されなかった）に，また83人の患者が「持続的SIV＋」

（病院でのベースライン面接と1回目・2回目のフォローアップ面接でSIV＋と報告された）に分類された。退院後の20週間以内に起きた暴力行動の内訳は，持続的SIV＋患者が37.3％を占め，非持続的SIV＋患者の17.1％より有意に高かった。

暴力的思考と暴力についての結論

　今回得られた結果によれば，精神障害により入院した直後に行われる診察で，患者の10人に3人が，最近他人に対する暴力的思考を抱いたと報告することが予想される。しかし，およそ10人に6人の患者が，1年以内のどこかの時点で（例：病院で，あるいは退院後の1年間で）暴力的思考を報告するだろう。疑いようのないことであるが，臨床医は，入院中に暴力的思考を否認した患者が，退院後も暴力的思考を持たないと思ってはならない。

　入院中に暴力的思考を報告した患者の10人に2，3人は，退院後の1年間に持続的な暴力的思考を報告するが，一方でまったく暴力的思考を報告しない者も10人に1人はいる。10人中残りの6，7人はさらに変化に富んでいて，退院後のさまざまな時点で暴力的思考を報告する。このことは，臨床医が患者の暴力的思考の持続性について判断するためには，地域社会におけるフォローアップの期間に，定期的に調査を行う必要があることを示唆している。

　また，患者が入院中に暴力的思考を報告した場合，退院後最初の20週間と，退院後の1年間に，暴力行為に関わる可能性が高いことも示された。この可能性は，退院後も暴力の空想を報告し続けた患者と，入院中の症状が比較的重かった患者において特に高かった。ただし，その関係はそれほど強いわけではなく，退院後最初の20週間の暴力発生率は，入院中にSIV＋だった患者（26％）とSIV－だった患者（16％）との間に有意な差はあったが，これは絶対的に大きな差であるとはいえないことに注意すべきである。さらに，SIV分類の影響は白人より非白人の患

者により強く見られた。

　これは，患者の暴力的思考に関する自己報告は，将来の暴力と関連する因子として臨床的に利用可能であるというだけでなく，他の変数と併せて用いた場合，リスク評価を向上させる潜在的価値があることを示唆している。また，これらの結果と民族性との関係を説明することや，将来の暴力をこの変数だけで予測することの限界についても，さらなる研究が必要であることを強調している。

　臨床医は，体系的で構造化された手法である暴力空想評価表（Schedule of Imagined Violence）を用い，患者の暴力的思考に関して情報収集することが必要である。大半の臨床医は，SIVにある質問への患者の回答以上のことを知ろうとするだろう。SIVの質問は，具体的な患者の空想内容（例：具体的に誰を傷つけようと思ったか）を聞き出すことよりも，暴力的思考の形式的な特徴（例：暴力的思考には対象がいるか，あるいは広く一般化されたものか）に焦点が当てられている。したがって臨床医は，これらのSIVの質問を導入として用い，患者の回答に応じてさらに詳細な情報を引き出してもよいのである。今後の研究では，本研究においてSIV分類に用いられなかった項目（例：頻度，慢性度，激化性）のリスク評価における有用性が検討されるかもしれない。

怒り

　臨床医は，怒りと攻撃性の間には理論的な関連性があることを十分に理解している。しかし，経験的観点からは，その関係性を明確化することは困難であった。Novaco[161]は，怒りと攻撃性の関係について，互いに影響し合う双方向性のものと述べた。しかしその関係性は不確かで，変化しやすいものである。たとえば，攻撃的行動は，怒りを鎮めることもあれば[106,107]，（少なくとも理論的には）怒りを強めることもある。怒りは必ずしも攻撃性につながるものではなく，怒りとは関係なく説明で

きる攻撃的な行為もある。怒りと攻撃性の関係を理論的に説明するためには，これらがどのように相互に影響し合うのか，そしてなぜ常に共存しているわけではないのかを知る必要がある。

そのためにNovaco[161]は，怒りを3つの心理的領域（認知，覚醒，行動の3領域）に分けて概念化することを提案した。これらの領域は，互いに独立したものではなく，むしろ怒りという概念の複合的かつ相互作用的な構成要素であるとされている。生理学的覚醒としての怒りは，その強度や持続時間も含め，一般に攻撃性と関連しているようである。しかし，この覚醒が怒りと見なされるかどうか，またこの覚醒から攻撃的行為が生じるかどうかは，個人の認知的評価と，覚醒を生じさせた社会的状況の認識過程によって調節されている。

怒りと将来の暴力的行動との関係が，精神障害を持つ人とその他の人とで異なるとする理論的論拠は特にない。しかし，これまでにこの「差異がない」という推測を実証的に検証した研究はほとんどないのである。

マッカーサー研究における怒りの基準

Novaco怒りの評価尺度（Novaco Anger Scale：NAS）[161]は，精神障害を持つ人に特化した尺度として開発された。これは筆記形式のツールであり，回答者は，NASに書かれている内容が，自分自身の思考や感情，行動の特徴を表しているかを判断するように教示される。

NASのパートAは，概念的に怒りと関係した，認知，生理学的覚醒，行動の領域に焦点を当てた3つの臨床尺度から構成されている。各尺度には，それぞれいくつかの下位尺度がある。認知的尺度には，挑発となりうるきっかけ，疑念，挑発的な状況についての反芻，敵意のある態度などへの注意の集中を評価する下位尺度が含まれている。生理学的覚醒の下位尺度では，怒りの強度や持続時間，身体的緊張，易刺激性に焦点が当てられている。行動領域の下位尺度は，衝動的な反応，言葉による攻撃，身体的報復，代理標的への怒りの表出などについて評価している。

尺度得点は各下位尺度について，3つの主要領域について，またパートA全体についても算出することができる。本研究では，3つの主要領域と，パートA全体の合計得点を算出した。

　NASのパートBは，以前からある，Novaco挑発リスト（Novaco Provocation Inventory）に基づいたものであり，「挑発的な状況全般における，怒りの強度とその普遍性に関する指標」（文献161のp. 34）として5つの下位尺度が設けられている。これらの下位尺度は，主に怒りの認知的側面について評価しており，人から失礼な扱いを受けたという認識，不公平感，欲求不満，他人を自己本位で無神経だと見る傾向，偶発的な苛立ちに対する感受性などから構成されている。尺度得点は各下位尺度について，またパートB全体について算出することができる。本研究では，パートBの合計得点だけが計算された。

　Novaco[161]はNAS開発の大がかりな手続きだけでなく，その内的信頼性と再テスト信頼性が十分であることも述べている。NASの下位尺度間の因子間相関は十分であり（0.35-0.55），過剰すぎる値でもなかった。Novaco[161]は暴力のリスクファクターとしてのNASの併存的妥当性と予測妥当性についてのエビデンスをレビューしている。怒りと暴力との関係は予測されたほど強いものではなかったが，有意なものであり，これは，NASが精神障害を持つ人の怒りに関する仮説検証に有望なツールであることを示唆している。

怒りに関連する患者の変数とは？
　表4.6に示すのは，病院でのベースライン面接における，全サンプルと，性別や民族，年齢，診断といったさまざまなカテゴリー別の平均得点である。全体的に，これらの平均値は，Novaco[161]がNASを開発したときのカリフォルニア州の3つの病院の158人の患者サンプルの平均値よりわずかに高い（下位尺度については1～2点，尺度全体で4～5点）。尺度全体を概括すると，今回のサンプルでは，白人より非白人，

表4.6. 人口統計学的グループ別に見た，NASの平均スコア

変数	パートA 認知	パートA 生理学的覚醒	パートA 行動	パートA 合計	パートB
全サンプル	31.9	32.8	30.2	95.0	69.4
性別					
男性	32.1	32.3**	30.2	94.6	68.5**
女性	31.7	33.6	30.2	95.5	70.8
人種					
白人	31.3***	32.5**	29.4***	93.3***	67.9***
非白人	33.2	33.6	31.9	98.7	72.8
年齢（年）					
18〜24	32.5***	33.6***	31.6***	97.7***	70.1
25〜29	32.3	33.5	30.8	96.6	70.5
30〜34	31.8	32.8	29.8	94.6	66.4
35〜40	31.6	31.7	28.8	94.7	68.3
診断					
MMD/NSA	31.0***	32.2***	28.8***	92.1***	68.0**
MMD/SA	32.8	33.7	31.1	97.7	71.2
OMD/SA	31.7	32.2	30.8	94.7	68.3

MMD/NSA＝主要な精神障害・薬物乱用なし；MMD/SA＝主要な精神障害・薬物乱用；OMD/SA＝その他の精神障害・薬物乱用
**$p<.01$ 　***$p<.001$.

高年齢者より若年者で有意に高い得点が見られた。そして主要な精神障害の診断はあるが薬物乱用の診断はない患者グループやその他の精神障害と薬物乱用の診断のある患者グループより，主要な精神障害と薬物乱用の診断のある患者グループにおいても，有意に高い得点が観察された。得点の男女差は，下位尺度間において一貫した結果ではなかったが，差が見られたときには，女性の得点のほうが男性より高かった。

暴力と怒りの関係は？

　表4.7は，病院でのベースライン面接時のNAS得点と，退院後からの20週間および1年間の暴力との関係を示したものである。対象者は，

表4.7. NAS分類と退院後の暴力

	NAS（パートA）		
	低	中	高
最初の20週間	11.9	20.6	24.2***
1年間	17.5	28.0	38.5***

***p＜.001.

NASパートAの合計得点から，3つのグループに分けられた。この3グループは，全サンプルの−0.5 s.d.（標準偏差）以下の者（低；NAS得点86以下）と，−0.5〜+0.5 s.d.（中；NAS得点87〜103），+0.5 s.d.以上（高；NAS得点104以上）の3区分である。最初の20週間と，全1年間の両方で，怒り得点が高かった対象者は，暴力に関わる傾向が低得点者の2倍であり，この差は統計学的に有意なものだった。人種と性別，診断による怒りの3グループへの有意な相互作用は見られなかった。

怒りと暴力についての結論

　これらの結果は，限定的ではあるが臨床医に新しい指針を示している。今回，入院中に怒り得点が高かった患者は，得点の低かった患者の2倍，退院後に暴力行為にかかわりやすいことが示された。予測力が非常に高いわけでも，絶対的に大きいわけでもないが，この影響は統計学的に有意なものだった。したがって，臨床医は，従来どおり，患者の怒りを，将来の暴力行動のリスク予測を補強する因子として利用すべきであろう。また，怒りと暴力行動との関係も十分に強いものであったことから，暴力リスクの多変量指標としてこの変数を検討する価値はあると思われる。

　しかしNovaco怒りの評価尺度は，臨床現場で頻繁に使用されているわけではない。また，患者の本尺度の得点と，臨床医が面接時に観察し得る患者の怒りの兆候とが，直接対応するものであるのかも明らかではない。最後に，精神障害で入院している患者のNovaco怒りの評価尺度

の得点は，人種や年齢，診断カテゴリーによって異なっていた。年齢との関係など，予測されたものもあるが，民族との関係のように，容易には解釈できないものもあり，臨床現場でも利用できるような信頼性のある示唆を行うには，さらなる研究が必要であった。

結論

　本章および前章では，マッカーサー暴力リスクアセスメント研究で用いられた数多くの「カギとなる」リスクファクターに関する結果を取り上げた。ここで検証された変数の中には，我々の期待どおり，暴力をよく予測するものもあった（例：暴力歴）。一方で，予測に反して，今回のサンプルにおいては暴力の「リスクファクター」ではなかった変数もあった（例：妄想，統合失調症）。しかし，我々が検証した犯罪学的変数と臨床的変数の大半は，暴力と複雑に関連していた。また，暴力との関連性が示されても，その関連性は特定の性別や人種においてのみ見られるという変数もあった（例：暴力的思考，怒り，児童期の父親との同居）。他にも，変数の中でも特定の構成要素が暴力と関連し（例：ヘアー・サイコパシー・チェックリストの第二因子，暴力行為を行えという命令性の幻聴），その他の構成要素は関連していないというものもあった。

　ここで報告された結果の複雑さは，暴力を予測する単一の予測変数（つまり母集団全体における包括的な暴力のリスクファクター）を特定することの困難さを反映している。この複雑さこそが，これまでの研究で特定されてきたリスクファクターだけにとらわれ，臨床医が正確なリスクアセスメントができない最大の理由の1つであろう。これは，暴力リスクアセスメントにおいて相互作用的アプローチを用いる必要性を示すものである。相互作用的アプローチでは，同一の変数が，あるグループでは暴力の正のリスクファクターとなり，別のグループでは暴力とは

無関係であり，第三のブループでは，暴力に対する防御ファクターとなるということが起こる。このような暴力リスクアセスメントへの相互作用的方略こそ，マッカーサー暴力リスクアセスメント研究に適用された研究方法であり，これについては次章で述べることとする。

5

リスクアセスメントのカスタマイズ

　第3章，第4章では，暴力行動のリスクファクターを幅広く取り上げて検討したが，それは読者に，個人的，臨床的，経歴的，状況的な変数について幅広く理解してもらうためであった。これらの変数は，多かれ少なかれ地域社会において暴力が生じる条件を明らかにするのに役立つものである（ただし，妄想に関しては役立たなかった）。前2章では，各リスクファクターを1つずつ取り上げる中で，この分野の研究でよく用いられている方法を示した。研究者は，特定のリスクファクターにのみ焦点を当てる傾向があり，これらが暴力に影響する際に，どのように関連し合うかについては十分に考慮していないということがある。そうしたアプローチによって，特定のリスクファクターの影響に関する臨床的知識は豊かになったが，このようなアプローチは包括的な予測ツールの開発にはあまり役立たない。包括的な保険数理学的予測ツールを開発するためには，複数領域から集められたリスクファクターを組み合わせ，予測力の精度を最大限に高める必要がある。先に検討されたリスクファクターのどれもが，それぞれ1つでは，このような役割を果たすには程遠いのである。

　本章では，分類木を活用した保険数理学的な暴力リスクアセスメントへのアプローチを紹介する[57]。分類木分析は，相互作用的かつ偶発的な

暴力のモデルを反映するものであり，このモデルでは，リスクファクターのさまざまな組み合わせによって，ある人をハイリスクかローリスクに分類する。このアプローチに基づいて臨床的評価を行うための質問は，前の質問への回答によって変わってくる。分類木によって設定された順序に基づき，最初の質問は評価される全員に対して同じ質問が行われる。その質問への各人の回答に応じて（あるいは，質問の性質によっては，各人の臨床記録に見られる回答に応じて），2番目の質問が提示され，最終的に各被験者がハイリスクかローリスクのカテゴリーに分類されるまで，次々に質問が続けられる。これは，評価される全員に対して同じ質問が行われ，各回答に統計的な重みづけを行って分類するための得点を算出するような，回帰的アプローチとは対照的である。

　我々の提案するアプローチは，この樹木法によるという特徴に加えて，すべての人をハイリスクもしくはローリスクのグループに分類しようとはしていない。我々のリスクアセスメントのアプローチは，標準的な単一の閾値によって症例を区別するのではなく，ハイリスク症例に1つ，ローリスク症例に1つ，すなわち2つの閾値を用いている。我々は，この2つの閾値の間にあたる症例，つまりどのような予測式によってもハイリスクかローリスクのいずれかには適切に評価できない症例が出てくるのは避けられないと考えている[197]。現在の知識では，これらの中間的な症例が示す総合的なリスクの程度を，サンプル全体の基準率から統計学的に区別することはできない。我々のアプローチでは，リスク範囲の全体を見るのではなく，その両極端に位置する症例に保険数理学的な視点から焦点を当てることによって，ハイリスクもしくはローリスクとされる症例の予測正確性を向上させるかもしれないのである[136, 132]。

　本章では，これらのアイディアを実証的に示すこととする。まず，標準的な主効果アプローチを用いて開発された暴力予測ツールを紹介し，その後，最新の優れた分析方法を用いてマッカーサー研究の全データセットから示された結果を提示したい。そして，標準的な再帰分割ソフト

ウェアパッケージを用いて，樹木法に基づく暴力リスクアセスメントツールを開発する。次に，リスク分類に二閾値アプローチを組み合わせた場合，偶発的リスクアセスメントという概念は，樹木法を用いた暴力リスクアセスメントの保険数理学的モデルを作成するにあたって，どのように操作されうるのかについて説明する。そのモデルはIterative Classification Tree（反復分類木）と呼ばれ，他のどのアプローチよりも，ハイリスクやローリスクの症例を的確に同定することが可能である。これらのアイディアを，臨床的に有用な第二の保険数理学的リスクアセスメントモデルの開発に適用して結びとする。この際，モデルに投入するリスクファクターは，病院の診療録から入手可能なものや，日常の臨床診療において評価が可能なものに限定した。

方法

この分析に含まれた患者の939人というサンプルサイズは，マッカーサー暴力リスクアセスメント研究において，退院後10週目と20週目に行われた最初2回のフォローアップ面接のうち，少なくとも1回の面接を受けた対象者を選択したものである（20週目という期間の選択については第2章参照）。対象となった入院期間中に評価された134のリスクファクターは，オッズ比として表した暴力行為（第2章で説明されているものであり，「攻撃的行為（Aggressive Act）」は含まない）との二変量関係とともに，付録Bに掲載した。

統計学的手続き

主効果数理モデル（main effects actuarial model）の開発には，ロジスティック回帰分析が用いられた。従属変数，すなわち退院直後の20週間に生じた暴力行為は，二値変数を用いてコード化された。統計学的に有意な最小限のリスクファクターを用いて，説明力を最大にする等式

を導くために，変数増加法（forward stepwise variable selection criterion）が用いられた（他の変数選択法を用いた結果と比較しても，予測正確性に大きな差異はなかった。これらの結果は，各著者から入手できる）。リスクファクターは，通常の閾値（p<.05）を用いて選択された。また，欠損値には，連続変数では平均値を，またカテゴリカル変数では最頻値を代入した。そして，ロジスティック回帰分析の方程式を用いて，全939症例の予測される暴力の可能性が計算された。具体的には，リスクファクターの得点を，標準化されていないロジスティック回帰係数によって重みづけして合計し，各症例の予測オッズを算出した。これらの予測オッズは，その後，p＝odds／（1＋odds）という公式を用いてp値に変換された。

　分類木モデルの開発には，SPSS社[208]ソフトウェアのCHAID（CHi-squared Automatic Interaction Detector）を用いた。具体的には，CHAIDアルゴリズムを用いて，統計学的にもっとも有意なχ^2値が得られるまで，134の各リスクファクターと，上記の二値変数（退院直後の20週間における地域社会での暴力）との二変量関係の統計学的有意性を評価した。リスクファクターが選択された時点で，サンプルはリスクファクターの値にしたがって分割された。その後，この選択手続きは各サンプル区分内でも繰り返され，さらにサンプルが分割された。分割処理の結果，特定のリスクファクターを共有する症例のサブグループが識別され，また，その属性は，二値変数で示された暴力と高い同質性を示すものでもあった。

　CHAIDアルゴリズムを実行するためには，末端ノードの分割基準や，分類木の深度，分割変数の選択における有意水準の設定など[208]，多くを決定しなければならなかった。以下の分析においては，サブグループの症例が100未満となった場合，あるいは100以上の症例がある場合でも，そのサブグループがさらに50以上の症例を含むサブグループに分けられないときには，分割処理を終了した。言い換えれば，作成された分類

表5.1. 主効果ロジスティック回帰モデル（n=939）

リスクファクター	B	オッズ比
サイコパシー（0／1）	.876	2.40***
児童虐待の深刻度	.427	1.53***
逮捕の頻度	.286	1.33***
父親の薬物乱用	.779	2.18***
脅威／制御・蹂躙症状	−.412	0.66***
BPRS敵意評価	.127	1.14**
意識消失の既往（0／1）	.551	1.73**
入院前の雇用（0／1）	−.530	0.59**
BRPS活動性評価	−.164	0.85**
Novaco Anger Scale：行動評価	.038	1.04**
強制入院（0／1）	.500	1.65**
暴力的な空想：対象が1つに焦点化（0／1）	.628	1.87*
誇大妄想（0／1）	.826	2.28*
BIS無計画性	−.031	0.97*
ソーシャルネットワーク内の精神保健の専門家	−1.704	0.18*
薬物乱用の診断（0／1）	.449	1.58*
暴力的な空想：エスカレートの深刻度（0／1）	.648	1.9*
BPRSスコア合計	−.033	0.98*
定数	−.2814	

BIS＝Barratt Impulsiveness Scale；BPRS＝Brief Psychiatric Rating Scale
* ＝p＜.05　** ＝p＜.01　*** ＝p＜.001.

木分析のサブグループには，必ず50以上の症例が含まれていることになる。分類木の深度に制限は設けず，p＜.05の有意水準を，変数選択の必要条件として用いた。また，欠損値はBreirnanら[4]が推奨する方法で代入した。作成されたサンプル区分それぞれにおける暴力の基準率（つまり，暴力的な症例の割合）から，そのグループのすべての症例について予測される暴力の可能性が導き出された。

　これらの方法で作成された保険数理学的モデルの予測正確性の評価および，暴力リスクアセスメントに関する我々の出した結果と他の研究の結果とを比較するために，受信者動作特性（ROC）分析を用いた。ROC分析は，感度と（1－特異度）のペアである決定閾値をプロットしていくものであり，このプロットが，最低値（つまり，全症例が暴力

を予測した）から最高値（つまり，いずれの症例も暴力を予測しなかった）まで移動した軌跡として表されるものである。予測正確性を表すROC法は，研究サンプルにおける暴力の基準率とは関係していない[177, 57]。ROC分析の要約に用いられた統計量はROC曲線より下の面積を表す。これは，反復分類木分析によって，無作為選択された暴力的ではない患者よりも，暴力的な患者の方が，暴力リスクが高いグループにいると評価される確率と一致している。曲線下の面積には，0.5（正確性は偶然でしか向上しない）から1.00（完全に正確）までの範囲がある。

結果

　表5.1は，ロジスティック回帰モデルの分析結果を示している。ここでは，段階的変数増加法により，18のリスクファクターが選択され，各リスクファクターが患者の暴力の予測に有意な結果を示していることがわかる（p<.05）。表5.2には，これらのリスクファクターの説明と，各リスクファクターと暴力との二変数間の相関が記載されている[1]。表5.1に挙げられたリスクファクターの2つは，先の研究結果と矛盾しているように見える。具体的には，脅威／制御・蹂躙症状（Threat／Control Override）の症状と，Barratt衝動性の尺度（Barratt Impulsiveness Scale）の無計画性（Non-Planning）下位尺度においては，その後の暴力との間に負の関連があるという結果が得られた。このリスクファクタ

---

[1] 表5.1と表5.2において重要なことは，どのリスクファクターも，独立して暴力と関連しているため，他の残りのファクターとは切り離すことができないということを考慮することである。たとえば，第4章では，妄想と暴力の間に二変量関係は報告されなかった。しかし，表5.1で報告されているロジスティック回帰モデルでは，誇大妄想は12番目のリスクファクターとして挙げられている。これら2つの結果は矛盾するものではない。つまり，さまざまな暴力を最大限に説明する他の11変数があって初めて，そこに誇大妄想という変数が登場し，説明しきれていない残りの変量がより適切に説明される。二変量検定のときのようにすべての変量が利用される場合，その関係は消えてしまう。

表5.2. 主効果モデルにおけるリスクファクター

リスクファクター	説明	暴力に関するピアソンの r
BIS無計画性下位尺度	Barratt Impulsiveness Scale (BIS-II[13])	.05
BPRS―興奮	Brief Psychiatric Rating Scale (BPRS)[116]	−.08*
BPRS―敵意		.08*
BPRS合計得点		−0.4
児童虐待の程度	児童期に体験した両親からの虐待のタイプについての12の質問に対する自己報告 (0＝なし，1＝素手のみによるもの，身体的傷害なし，2＝物を用いて，身体的傷害なし，3＝身体的傷害あり)	.14***
入院前の雇用	入院前の2カ月間に，常勤あるいは非常勤で有給雇用されていたかどうかについての自己報告 (0＝無職，1＝雇用)	−0.5
父親の薬物乱用	父親が薬物を乱用していたかどうかについての自己報告 (1＝毎週・毎日，0＝1ほど頻繁ではない)	.16***
逮捕の頻度	15歳以降に何回逮捕されたかについての患者の自己報告 (0＝なし，1＝1回，2＝2回，3＝3回以上)	.24***
誇大妄想	トレーニングを受けた臨床面接者による誇大妄想の有無の評価	−0.1
入院の形態	病院の入院記録にある，ベースライン入院時の法的区分 (0＝任意，1＝強制)	.11**
ソーシャルネットワーク内の精神保健の専門家	ソーシャルネットワーク内の精神保健の専門家の割合[50]	−.10**
Novaco Anger Scale：行動評価	Novaco Anger Scale[161]	.16***
意識消失の既往	Silver-Caton Head Injury Questionnaire[203]に規定された頭部外傷による意識消失についての自己報告	.10**

リスクファクター	説明	暴力に関するピアソンのr
サイコパシー	Hare Psychopathy Checklist: Screening Version[86]：12項目のツール。各項目は訓練された面接者によって3件法で評価される。 （ローリスク=0～12, ハイリスク=13～24）。 Hartら[85]にしたがい、Hare PCL-SV 12項目で13点以上を取った対象者は、サイコパスの可能性がある、またはその可能性が高いと分類された。その他はすべて、非サイコパスと分類された。	.26***
薬物乱用の診断	DSM-III-R Checklistを用いて、訓練された臨床医が評価。 （1=薬物乱用の診断、0=診断なし）	.17***
脅威／制御・蹂躙症状	次の質問に対する、臨床的に妥当な肯定的返答：(1)誰かがあなたをスパイしていると確信したことがありますか (2)誰かに後をつけられていると確信したことがありますか (3)ひそかにテストされている、あるいは実験されていると確信したことがありますか (4)誰かがあなたへの陰謀を企んでいる、あるいはあなたを傷つけようとか毒を盛ろうとしていると確信したことはありますか (5)何者か、あるいは権力や何らかの力にコントロールされ、行動や思考が自分のものでないと感じたことがありますか (6)奇妙な考えや、自分のものではない考えが、直接自分の心に入ってきたと感じたことがありますか (7)何らかの人や物によってあなたの心から、考えが盗まれていると感じたことがありますか (8)まるで、催眠術や魔法をかけられたり、X線やレーザー光線に打たれたりしたように、何か不思議な力が自分に働いていると感じたことがありますか	-.10**
暴力的な空想：エスカレートの深刻度	次の質問に対する自己報告：(1)誰か他の人を物理的に傷つけたり、怪我をさせたりするといった白昼夢を見たり、考えたりしたことがありますか (2)このような考えを抱き始めてから、その危害の程度は重大になりましたか、軽くなりましたか、あるいはいつも同じくらいですか （1=重大になった、0=軽くなった、あるいは同じ）	.13***

リスクファクター	説明	暴力に関するピアソンのr
暴力的な空想：対象が1つに焦点化されている	次の質問に対する自己報告：（1）誰か他の人を物理的に傷つけたり，怪我をさせたりするといった白昼夢を見たり，考えたりしたことがありますか（2）その考えはたいてい同じ人に対するものですか，あるいは，たくさんの異なる人に対するものですか（1＝同じ人物，0＝異なる人物）	.10**

*$p<.05$　**$p<.01$　***$p<.001$.

ーはどちらも，比較的最近になって暴力リスクアセスメントに関する研究で取り上げられるようになった評価項目である。したがって，これらの評価項目については，その役割を精緻化するための追加研究が必要であることが示唆される（脅威／制御・蹂躙症状については第4章参照）。このリスクアセスメントの方程式の総合的な正確性を評価するために，939症例のそれぞれについて，予測される暴力の確率を計算した。その結果，確率の分布は.002〜.93と幅があるものの，症例の半分は.05〜.26の範囲に位置していた。これらの確率をROC分析に投入したところ曲線下の面積は.81であった（$p<.001$；図5.1参照）。

次に，分類木モデルが作成された（図5.2A参照）。ここで示されているように，分類木モデルは，12の偶発的リスクファクターから構成され，サンプルは13のリスクグループに分類された。なお，その予測確率は.00〜.59という広がりがあった（表5.2に記載されていないリスクファクターについては表5.3の説明を参照）。このモデルで得られた予測確率を用いたROC分析では，ROC曲線下の面積は.79（$p<.001$；図5.1参照）となった。つまり，これらのモデルは明らかに異なる決定プロセスから暴力リスクのアセスメントに至ったにもかかわらず，主効果モデルとほとんど同一の予測正確性を示したのである[57]。

我々は，上記のモデルそれぞれに2つのカットオフ値を適用した際の影響を調べた。この統計学的目的にかなうよう，調査したサンプルにお

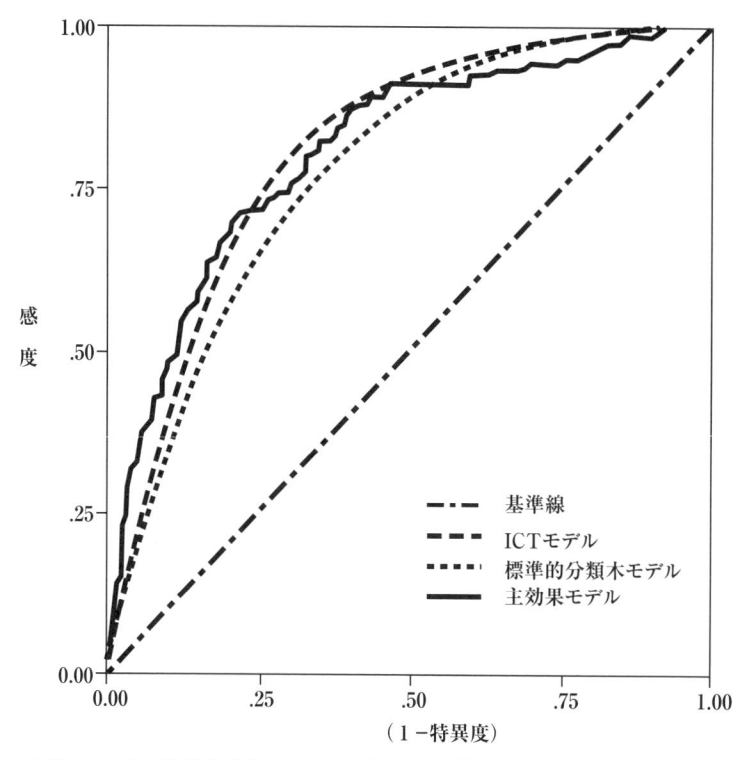

図5.1. 受信者動作特性（ROC）曲線の比較：主効果，標準的分類木モデル，反復分類木（ICT）モデル

ける暴力の基準率を参考にして，カットオフ値を選択した。全サンプルの退院直後の20週間における暴力発生率は18.7％だった（すなわち，病院からの退院直後の20週間に患者の18.7％が少なくとも1回の暴力行為を行ったということである）。これを踏まえ，予測される暴力の確率が，基準発生率の2倍以上大きい症例（つまり，発生率が37％以上の症例）を「ハイリスク」のカテゴリーに入れ，予測される暴力の確率が，基準発生率の半分未満の症例（つまり，発生率が9％未満の症例）を「ローリスク」のカテゴリーに入れた[2]。

表5.4のパートAとパートBは，主効果モデルと標準的分類木モデルによって予測された暴力の確率と，その分類によって得られた症例の分

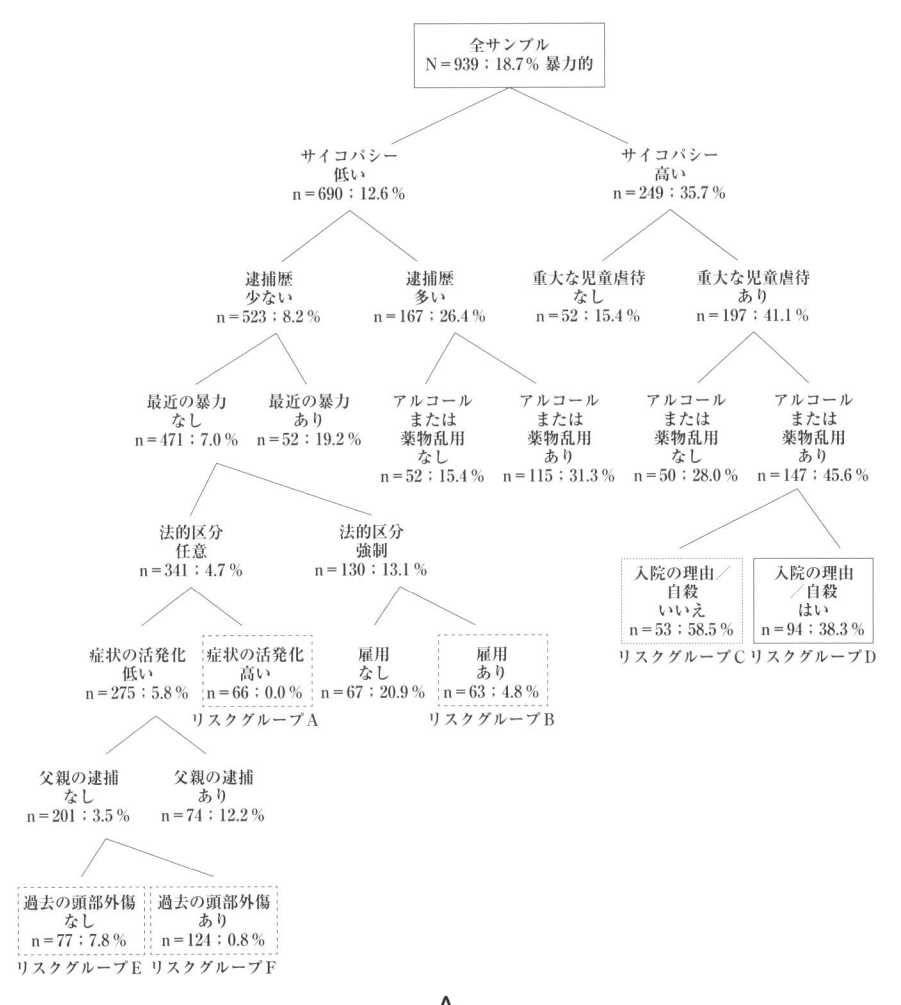

5 リスクアセスメントのカスタマイズ 109

```
                        全サンプル
                    N = 939；18.7% 暴力的
                    ┌──────────┴──────────┐
              サイコパシー              サイコパシー
                低い                     高い
            n = 690；12.6%            n = 249；35.7%
         ┌────┴────┐              ┌────┴────┐
      逮捕歴      逮捕歴        重大な児童虐待  重大な児童虐待
      少ない      多い              なし           あり
    n = 523；8.2% n = 167；26.4%  n = 52；15.4%  n = 197；41.1%
    ┌───┴───┐   ┌───┴───┐                  ┌────┴────┐
 最近の暴力 最近の暴力 アルコール アルコール  アルコール   アルコール
   なし     あり     または     または      または      または
                   薬物乱用   薬物乱用    薬物乱用    薬物乱用
                    なし       あり        なし        あり
 n=471；7.0% n=52；19.2% n=52；15.4% n=115；31.3% n=50；28.0% n=147；45.6%
  ┌──┴──┐
法的区分 法的区分                                  ┌────┴────┐   ┌────┴────┐
 任意   強制                                    入院の理由  入院の理由
n=341；4.7% n=130；13.1%                          /自殺      /自殺
                                                 いいえ      はい
                                               n=53；58.5% n=94；38.3%
                                              リスクグループC リスクグループD
 ┌──┴──┐      ┌──┴──┐
症状の活発化 症状の活発化  雇用    雇用
  低い       高い      なし    あり
n=275；5.8% n=66；0.0% n=67；20.9% n=63；4.8%
           リスクグループA        リスクグループB
 ┌──┴──┐
父親の逮捕 父親の逮捕
  なし      あり
n=201；3.5% n=74；12.2%
         ┌──┴──┐
      過去の頭部外傷 過去の頭部外傷
         なし         あり
      n=77；7.8%   n=124；0.8%
      リスクグループE リスクグループF
```

A

図5.2. 標準的分類木モデル（A）と反復分類木モデル（AとB）

布を示している。ここでは、サンプルの基準率について2倍と1/2の閾

---

[2] 実際には，ハイリスクとローリスクのカットオフ値（あるいは「決定閾値」[231]）の選択は，法的にその権力を与えられた決定者によって，十分な根拠に基づいて行われなければならない。第7章で，我々は決定者にさまざまなカットオフ値を提示し，選んでもらう。

110

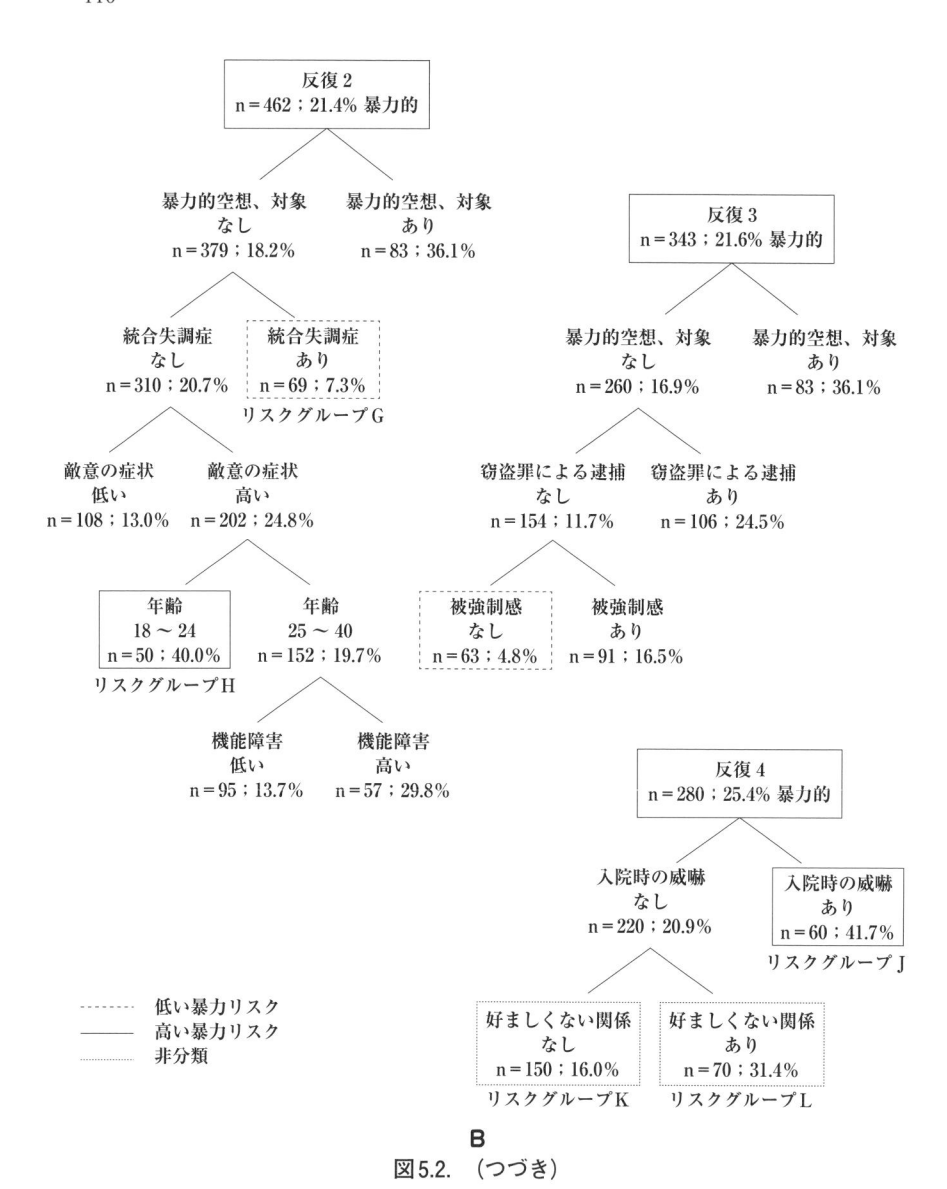

```
                          反復 2
                      n = 462；21.4% 暴力的
                    ┌─────────┴─────────┐
            暴力的空想、対象            暴力的空想、対象
                なし                        あり
            n = 379；18.2%              n = 83；36.1%
         ┌──────┴──────┐
     統合失調症          統合失調症
         なし                あり
     n = 310；20.7%      n = 69；7.3%
                         リスクグループ G
    ┌────┴────┐
敵意の症状      敵意の症状
   低い             高い
n = 108；13.0%  n = 202；24.8%
              ┌────┴────┐
           年齢          年齢
         18 ～ 24      25 ～ 40
       n = 50；40.0%  n = 152；19.7%
       リスクグループ H
                     ┌────┴────┐
                  機能障害      機能障害
                    低い          高い
                n = 95；13.7%  n = 57；29.8%
```

```
                          反復 3
                      n = 343；21.6% 暴力的
                    ┌─────────┴─────────┐
            暴力的空想、対象            暴力的空想、対象
                なし                        あり
            n = 260；16.9%              n = 83；36.1%
         ┌──────┴──────┐
    窃盗罪による逮捕   窃盗罪による逮捕
         なし                あり
     n = 154；11.7%      n = 106；24.5%
    ┌────┴────┐
 被強制感         被強制感
   なし             あり
n = 63；4.8%   n = 91；16.5%
```

```
                          反復 4
                      n = 280；25.4% 暴力的
                    ┌─────────┴─────────┐
           入院時の威嚇           入院時の威嚇
                なし                   あり
            n = 220；20.9%         n = 60；41.7%
                                   リスクグループ J
         ┌──────┴──────┐
      好ましくない関係    好ましくない関係
             なし             あり
        n = 150；16.0%   n = 70；31.4%
        リスクグループ K  リスクグループ L
```

------- 低い暴力リスク
——— 高い暴力リスク
········· 非分類

B

図5.2. （つづき）

　値基準を用いてハイリスクとローリスクの症例を振り分けた。ここに示されているように，ハイリスクもしくはローリスクに分類されなかった症例数は，主効果アプローチでは42.9％（939症例中403件）だったの

表5.3. 主効果モデルにはない標準的分類木分析におけるリスクファクター

リスクファクター	説明	暴力に関するピアソンのr
最近の暴力	入院前2カ月間の暴力についての自己報告	.14***
アルコールまたは薬物の乱用	アルコールまたは薬物の乱用の有無について，臨床医がDSM-III-R Checklistを用いて評価	.18***
入院の理由：自殺	入院記録を概括したカルテ	−.01
父親の逮捕	患者の父親が逮捕されたり，有罪となったりしたことがあるかどうかについての自己報告（いいえ＝1回もなし，はい＝少なくとも1回）	.15***
過去の頭部外傷	Silver-Caton Head Injury Questionnaire[203]において規定される頭部外傷（意識消失の有無にかかわらず）についての自己報告	.06

***$p<.001$

に対し，標準的分類木モデルでは49.2％であった。言い換えれば，どちらの保険数理学的手法を用いても，症例の50％～60％について，閾値0.37を超えるものをハイリスク症例，閾値0.09より下をローリスク症例とする結果が得られたということになる。

　最後に，2つの閾値の枠組みを持つ樹木法によるアプローチのアイディアを拡張して，樹木法を基盤とした保険数理学的な暴力リスクアセスメントツールを作成した。これは，各症例をハイリスクとローリスクに分類する複合確率をさらに高めるものである。具体的には，標準的分類木分析で「未分類」に振り分けられた症例を再分析した。すなわち，標準的分類木モデルにおいて，ハイリスクもしくはローリスクのどちらのグループにも分類されなかったすべての対象者をひとまとめにし，上述のようなCHAIDアルゴリズムを用いて再分析したのである。症例をプールし再分析するという処理は，ハイリスクかローリスクのグループに追加で分類される対象者集団がなくなるまで続けられた。このプロセスの結果，生じた分類木モデルを，「反復分類木」（iterative classification tree：ICT）と呼ぶ。

　ICTモデル（図5.2のパートA，パートB参照）では，4回の反復（すなわち再分析）が行われた。最初の反復後（標準的分類木分析が終わった時点）のモデルでは，939人の対象者のうち477人（50.8％）がハイリスクかローリスクのカテゴリーに分類された。ICTモデルでは，2回目の反復では，反復1で未分類とされた462人の対象者のうち，119人（25.8％）が，3回目の反復では，反復2で未分類とされた343人のうち，63人（18.4％）が，ハイリスクかローリスクに分類された。4回目の反復では，反復3で未分類とされた280人の対象者のうち，さらに60人（21.4％）が，ハイリスクかローリスクに分類された。

　したがって，本来の再帰的分割法を繰り返すことにより，ハイリスクもしくはローリスクに分類される対象者の数は，477人（サンプルの50.8％）から719人（サンプルの76.6％）にまで増加した（表5.4）。反復4が終了した時点で，それ以上分類ができなくなり，このモデルでは，220人の対象者（サンプル合計の23.4％）がどちらのリスクグループにも分類されないままに終わった。この分類されなかった症例を「平均的リスク」と呼ぶ。最終的なICTモデルには，合計20の偶発的リスクファクターが含まれており（そのうち2つは2回出現する；表5.2と表5.3に記載されていないICTのリスクファクターについては表5.5の説明を参照），12のリスクグループを形成した（内訳は，全サンプルの49.2％を占める6つのローリスクグループ，27.4％を占める4つのハイリスクグループ，23.4％を占める2つの平均的リスクグループ）。こうして，未分類症例の再分析の結果，多くの症例グループが追加された。これらの症例の暴力の確率は，ハイリスク症例を確認するために設定された閾値0.37より上，もしくはローリスク症例を確認するために設定された閾値0.09より下であった。

　ICTモデルで得られた暴力の確率の評価では，ROC曲線下の面積は0.82（p＜.001）であったが，これは標準的な主効果モデルや標準的分類

表5.4. ハイリスクとローリスクの症例を分類するための2つの閾値の使用

	主効果モデル			
	ローリスク (<9%)	未分類	ハイリスク (>37%)	合計
A．観察された症例				
非暴力的	364	325	74	763
暴力的	15	78	83	176
合計	379	403	157	939
	標準的分類木モデル			
	ローリスク (<9%)	未分類	ハイリスク (>37%)	合計
B．観察された症例				
非暴力的	320	363	80	763
暴力的	10	99	67	176
合計	330	462	147	939
	反復分類木モデル			
	ローリスク (<9%)	未分類	ハイリスク (>37%)	合計
C．観察された症例				
非暴力的	444	174	145	763
暴力的	18	46	112	176
合計	462	220	257	939

木モデルで得られた面積とほぼ同じであった（図5.1参照）。しかし，ICTモデルでは，症例の76.5％（939件中719件）をハイリスクかローリスクに分類できているのに対し，主効果モデルでは57.1％，標準的分類木モデルでは50.8％が分類されたのみであった（表5.6参照）。

　もちろん，ここで述べた反復手順は分類木アプローチだけに限られたものではなく，先述のロジスティック回帰分析にも適用できる。我々は，ロジスティック回帰分析を反復的に行い，反復的な線形解を算出した。すなわち，ロジスティック回帰分析の方程式によって0.37より上，もしくは0.09より下（サンプルの暴力の基準率の2倍か1/2）に分類されな

表5.5 標準的分類木モデルや主効果モデルにはない，反復分類木モデルのリスクファクター

リスクファクター	説明	暴力に関するピアソンのr
暴力的な空想，対象が存在する	次の質問に対する自己報告：誰か他の人を物理的に傷つけたり，怪我をさせたりするといった白昼夢を見たり，考えたりしたことがありますか。過去2ヵ月間に，傷つけることを想像している人と実際にいっしょに居たり，その人を見たりしたときに，そのような考えを持ったことがありますか。	.12***
統合失調症	臨床医がDSM-III-R Checklistを用いて行った統合失調症の診断	−.12***
年齢	研究の対象となった入院時の年齢	−.07*
機能レベル	次に挙げられた活動を行う困難度に関する自己報告の評価の合計：(1)自分だけで行う家事 (2)通常自分に必要な食事や買い物に立ち寄ること (3)お金の管理（支出を把握しておくことや，支払いをすること，月末までお金をもたせることなど） (4)交通機関を利用すること (5)日常的に自分の食事を準備したり，料理したりすること (6)自分で洗濯すること 回答のカテゴリーには以下のものがある。 0＝したことがない，1＝何回かある　2＝よくする　3＝できない	−.01
窃盗罪による逮捕	警察の公式記録によって判定された，18歳以降に起きた窃盗罪による逮捕	.11***
被強制感	MacArthur Perceived Coercion Scale[56]	.03
入院時の威嚇	入院記録によって判定される，入院時の，理屈っぽい性格や脅迫的な発言	.06
好ましくない関係	対象者と好ましくない関係にあると，名前を挙げられた人物の平均人数[50]	.06

*$p<.05$　***$p<.001$

かったすべての症例をまとめて，ロジスティック回帰分析で2回目の反復を行った（手続きはこの時点で終了した。この反復手続きの完全な内容についてはSteadmanら[216]参照）。ロジスティック回帰の手続きを反復した結果，対象者の62.3％がハイリスクかローリスクに分類された

5 リスクアセスメントのカスタマイズ

表5.6. 3つのモデルの要約

モデル	ROC曲線下の面積（%）	2つの閾値によってハイリスクとローリスクに分類された割合（%）
主効果	.81	57.1
標準的分類木	.79	50.8
反復分類木	.82	76.6

（標準的回帰アプローチによる57.1%よりは高いが，それでも反復分類木分析によって得られる76.6%よりは，はるかに低い割合である）。

ブートストラッピング

我々は，ICTモデルの交差妥当性を確認していない。交差妥当性を確認するためには，有効なデータを「学習」サンプル（モデル構築サンプル）と「検証」サンプル（確認サンプル）に分ける必要がある。しかし，サンプルの区分を行うと，モデル構築に利用できる症例が少なくなり，「モデルを評価するために使うべきデータを無駄にしてしまう」（文献57のp. 43）のである。したがって，ICTモデルが，構築の基盤として用いたサンプル以外のサンプルに適用されたときに，どの程度結果の安定性に「縮小」が起きるのかを推定するために，ブートストラッピングを用いた。

歴史的に，結果の安定性を測定する方法は2つあった。1つは，研究を再現し，その結果を元の研究結果と比較するというものである。もう1つの方法は，もとのデータの分布（たとえば，正規性）について仮説を立て，結果のばらつきに関する理論的計算を行うというものである。しかしながら，いずれの方法にも限界点がある。1つ目の方法では，縦断的研究を再現するためには多大な費用と時間が必要であろう。2つ目の方法では，新しい方法論の検証に対する理論的計算の方法はまだ存在しないため，特定の分布データの信頼性については，観測されたデータ

によって裏付けが得られない可能性がある。Efron[48]やMooneyとDuval[147]は，コンピューターを駆使した一連の統計学的手続きを開発した。これはブートストラッピングと呼ばれ，分析されたデータの安定性を推定するものである。

　ブートストラッピングとはどのように行われるのだろうか。マッカーサー研究で使用された939人の対象者のデータセットを1,000回コピーしたとする。すると，ブートストラッピングされたデータセットには，939,000人の「対象者」がいることになる。このデータセット，つまり939,000通りのデータから，939人のサンプルを無作為に抽出する。データの抽出は無作為に行われるため，この939人の新しいデータセットには，同じ人間が1回以上含まれることがあり，また，1度も含まれない人もいるだろう。新しいデータセットは939症例から構成されているので，もとになったマッカーサー研究のデータセットと同じ統計学的パワーを持つが，データを構成する症例は異なる。この新しいデータセットが元の分析と同じ手順で分析され，その結果が保存される。そしてまたブートストラッピングされたデータセットから939人のサンプルが抽出され，分析と結果の保存が何度も繰り返される。このプロセスが繰り返し行われることにより（この例では1,000回），保存された結果のばらつきを吟味して，元の分析の安定性を判断するのである。

　実際，この方法によって，我々は結果の安定性を評価した。元のサンプルと同じサイズ（n＝939）の1,000本の無作為抽出サンプルが，復元抽出された。そして，ブートストラッピングされた1,000本の各サンプルと，観測されたリスクグループにおける暴力の発生率に対し，ICTが別々に適用された。表5.7には，ICTモデルの12の各リスクグループについて，暴力リスクが高いものから順に，ブートストラッピングされた95％信頼区間を示してある。これらの信頼区間の広がりは，他の類似サンプルにおいて，ICTがどのように機能するかを示している。

表5.7. 全134個のリスクファクターによるICTリスクグループに関するブートストラッピングされた95％信頼区間

リスクグループ	リスクグループにおける暴力発生率（％）	95％信頼区間 下限値	95％信頼区間 上限値
C	58.5	44.7	72.3
J	41.7	28.6	54.8
H	40.0	26.1	53.9
D	38.3	28.8	47.8
L	31.4	20.5	42.3
K	16.0	10.2	21.8
E	7.8	1.9	13.7
G	7.3	1.2	13.4
B	4.8	0.0	10.1
I	4.8	0.0	10.0
F	0.8	0.0	2.4
A	0.0	0.0	4.5

臨床的に実行可能な反復分類木分析

これまでのところ，ICT法について，理想的な条件下（つまり，リスクファクターに関する情報を収集するために必要な時間や情報源にほとんど制限がない状態）では，この方法によっていかにうまく暴力をリスクアセスメントできるかということに焦点を当ててきた。たとえば，ハイリスクグループとローリスクグループをもっとも明確に区別できるリスクファクターはHare Psychopathy Checklist：Screening Version（Hare PCL：SV）[84]であった。Hare PCL-Rをすべて実施するには数時間かかり（スクリーニング版だけでも1時間以上かかる[3]），経験豊かな

---

[3] Hare PCL：SVは，独立のツールとして実施するのに1時間以上かかる。包括的な臨床検査においては，ツールにある項目の評価に必要な質問の多くはすでに尋ねられていると思われるため，Hare PCL：SVを行うために追加で必要となる時間は，はるかに少ないと思われる。

臨床医によって（Hare[75]は 3 日間の専門的な訓練を受けることを推奨している）実施されなければならない。つまり，多くの司法臨床の現場以外では情報源に限界があるため，我々が「理論的に最良の」ICT と考える手法を使用することは不可能であろう。本章では続いて，検証するリスクファクターを，一般的に病院の記録から入手可能なものや日常の臨床診療場面で評価することが可能なものに限定し，ICT 法の臨床的有用性の向上をめざす（文献49参照）。換言すれば，「臨床的に実行可能な」ICT の開発を試みる（この試みに関する完全な報告は文献146参照）。

　上記で分析されたデータは134のリスクファクターから構成されていた。しかし，ここで我々が分析に用いている変数は，臨床診療の場面で情報を得ることが困難と考えられる28のリスクファクターを除外し，残りの106のリスクファクターに絞ったものである。リスクファクターの除外には，2 つの判定基準が用いられた。1 つ目は，入院期間が短い場合に精神保健の担当職員が一般に入手できない情報を除外することであり（例：逮捕歴に関する自己報告と対比するものとしての，公式の逮捕記録の情報），2 つ目は，12項目以上あるような実施に時間がかかるツールを用いた情報を除外することだった（例：ソーシャルネットワークリスト[50]）。ここで除外されたリスクファクターは，付録Bに示されている。

結果

　臨床的に実行可能な ICT では，3 回の反復が行われた（図5.3）。最初の反復では，分類木によって，939人の対象者のうち429人（45.7％）がハイリスクかローリスクのカテゴリーに分類された。2 回目の反復では，反復1 でハイリスクとローリスクのいずれにも分類されていなかった510人の対象者のうち，167人（32.7％）が，どちらかのカテゴリーに分類された。3 回目の反復では，反復2 で分類されていなかった343

人のうち，86人（25.1％）がハイリスクかローリスクのカテゴリーに分類された。我々が設定したモデルのパラメータ（例：症例数が50に満たないグループがあってはならない）では，3回目の反復が終了した時点で，それ以上グループをハイリスクかローリスクに分類することができなくなった。したがって，257人（全サンプルの27.4％）の対象者がハイリスクかローリスクに分類されないままに分析が終わった。最終的なICTには，15の偶発的リスクファクターが含まれ，それが11のリスクグループを形成していた（11のグループの内訳は，全サンプルの50.9％を占める4つのローリスクグループ，21.7％を占める3つのハイリスクグループ，27.4％を占める4つの平均的リスクグループであった）。表5.8に，臨床的ICTにおけるリスクファクターのうち，前出の表に挙げられていなかったものを示す。

　臨床的ICTにおける11のリスクグループに関するROC曲線下の面積は.80（$p<.001$）であった。臨床的ICTを生成するために用いられたローリスクとハイリスクのカットオフ値によって区分けしたフォローアップ期間に暴力的であった，あるいは暴力的でなかった症例の分布を表5.9に示す。表5.10は，このICTにおける11のリスクグループのそれぞれについて，ブートストラッピングされた信頼区間を，暴力リスクが高いものから順に示している。信頼区間の範囲は，臨床的ICTが，他の類似サンプルにおいてどのように機能するかを表している。106の臨床的に実行可能なリスクファクターを用いた，ICTの予測正確性は（ROC曲線下面積は.80），上記で報告された，理論的に最良の134のリスクファクターを用いたリスクアセスメント（ROC曲線下面積は.82）に匹敵するものである。

結論

　本章で作成したICTの使用例を紹介しよう。図5.3にある臨床的に実

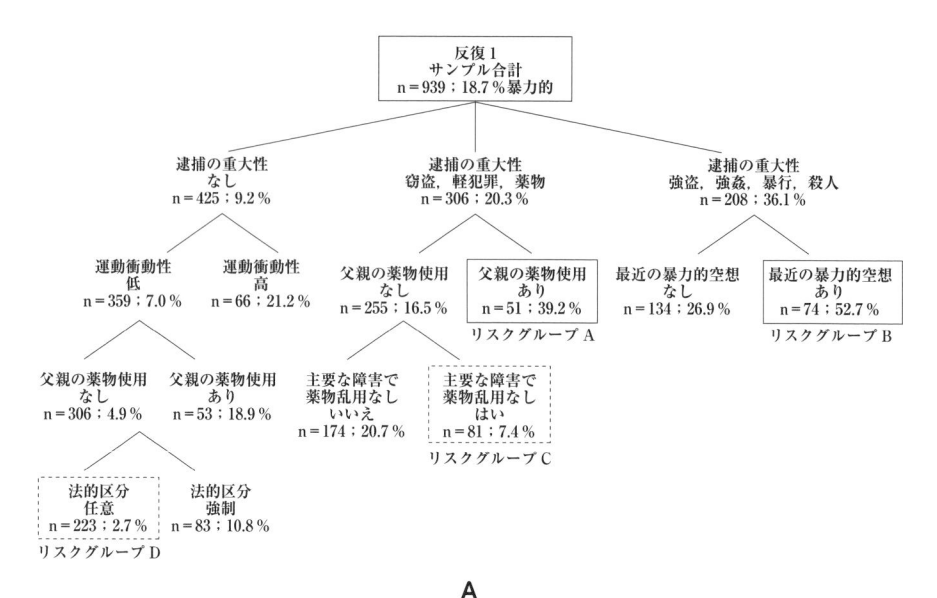

```
                          反復1
                         サンプル合計
                      n=939；18.7%暴力的
        ┌──────────────────┼──────────────────┐
   逮捕の重大性           逮捕の重大性            逮捕の重大性
     なし             窃盗，軽犯罪，薬物         強盗，強姦，暴行，殺人
  n=425；9.2%          n=306；20.3%           n=208；36.1%
     ┌────┴────┐         ┌────┴────┐          ┌────┴────┐
 運動衝動性   運動衝動性   父親の薬物使用 父親の薬物使用  最近の暴力的空想 最近の暴力的空想
   低         高         なし         あり        なし          あり
 n=359；7.0% n=66；21.2% n=255；16.5% n=51；39.2%  n=134；26.9%  n=74；52.7%
  ┌────┴────┐                        リスクグループA               リスクグループB
父親の薬物使用 父親の薬物使用      ┌────┴────┐
  なし         あり         主要な障害で   主要な障害で
n=306；4.9% n=53；18.9%    薬物乱用なし   薬物乱用なし
           ┌────┴────┐     いいえ         はい
        法的区分    法的区分   n=174；20.7%  n=81；7.4%
         任意       強制                  リスクグループC
       n=223；2.7% n=83；10.8%
      リスクグループD
```

A

図5.3. 臨床的に実行可能な標準的分類木モデル（A）と，反復分類木モデル（AとB）

行可能なICTを用いて患者の暴力リスクを評価しようとする場合，臨床医はまず，患者に，過去に逮捕されたときの事件の重大性について尋ねる。もし患者が以前に暴力的犯罪で逮捕されたことがあると述べれば，患者に最近暴力に関して空想することがあるかどうかを尋ねる。もし患者が2番目の質問を肯定（空想することがある）すれば，患者はその時点でハイリスクのカテゴリーに入ることになる。もっと正確にいえば，患者は表5.10のリスクグループB，つまり患者のおよそ53％が向こう数カ月間のうちに暴力行為を起こすと予測されるグループに入るのである。

　一方，患者が暴力的な空想はないと答えた場合，臨床医は患者に統合失調症の診断があるかどうかを調べる必要がある。もし患者に統合失調症の診断があるなら，その時点でローリスクのカテゴリーに入る。もっと具体的にいえば，患者は表5.10のリスクグループE，つまり患者のおよそ7％が向こう数カ月間のうちに暴力行為を起こすと予測されるグループに入ることになる（統合失調症患者における暴力の発生率は，その

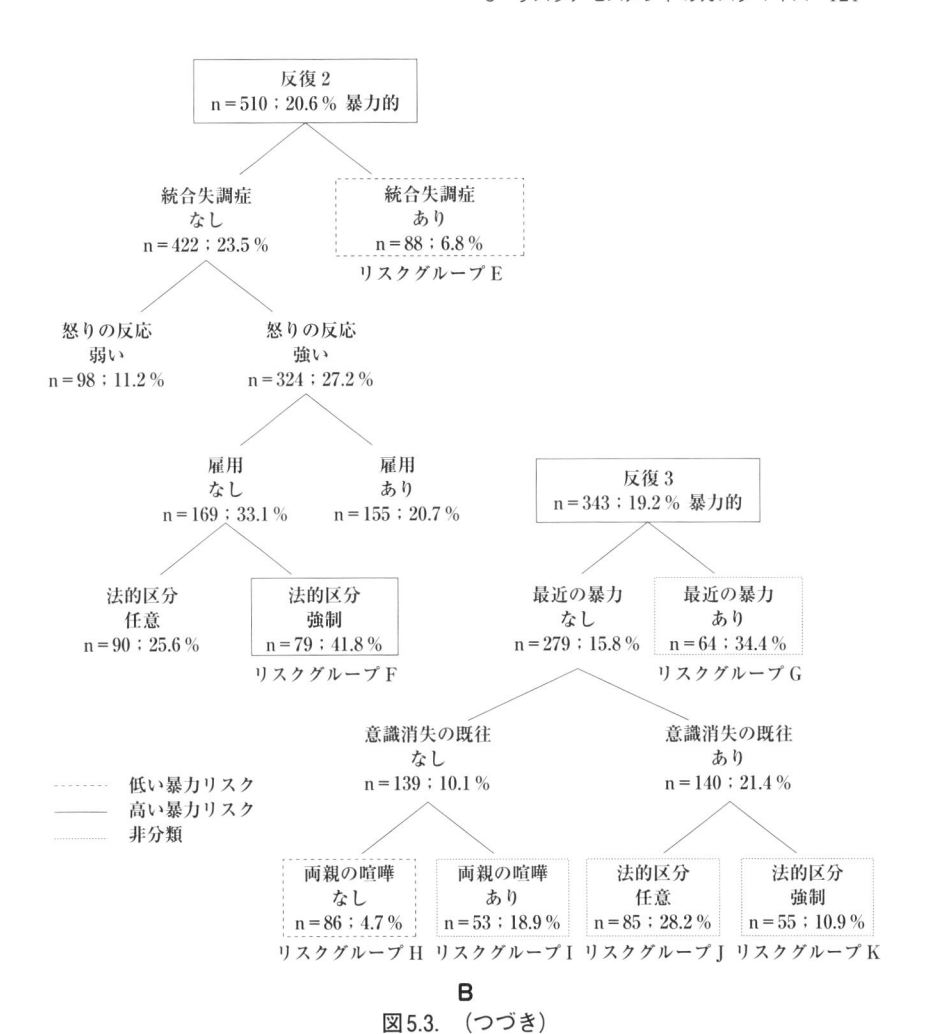

5 リスクアセスメントのカスタマイズ 121

```
                          反復 2
                    n＝510；20.6％ 暴力的
                    ／              ＼
              統合失調症           統合失調症
                なし                あり
            n＝422；23.5％       n＝88；6.8％
                                 リスクグループ E
          ／          ＼
      怒りの反応      怒りの反応
        弱い          強い
    n＝98；11.2％   n＝324；27.2％
                    ／        ＼
                  雇用        雇用                反復 3
                  なし        あり          n＝343；19.2％ 暴力的
              n＝169；33.1％ n＝155；20.7％     ／          ＼
              ／      ＼                  最近の暴力      最近の暴力
          法的区分   法的区分                 なし            あり
            任意      強制             n＝279；15.8％  n＝64；34.4％
        n＝90；25.6％ n＝79；41.8％                     リスクグループ G
                    リスクグループ F
                                      ／              ＼
                                意識消失の既往      意識消失の既往
                                    なし                あり
                                n＝139；10.1％      n＝140；21.4％
   …… 低い暴力リスク          ／      ＼           ／        ＼
   ─── 高い暴力リスク      両親の喧嘩  両親の喧嘩   法的区分    法的区分
   …… 非分類                 なし      あり       任意        強制
                          n＝86；4.7％ n＝53；18.9％ n＝85；28.2％ n＝55；10.9％
                         リスクグループ H リスクグループ I リスクグループ J リスクグループ K
```

B

図5.3．（つづき）

他の診断〈とくにパーソナリティ障害が多い〉を受けた患者より低いことに関しては，第4章参照）。

　本章では，分類木分析を利用した保険数理学的暴力リスクアセスメントツールの開発に向けた，新しいアプローチを紹介した。このようなアプローチは，暴力の相互作用的かつ偶発的モデルを反映しており，ある人をハイリスクやローリスクのカテゴリーに分類するために，リスクフ

表5.8. 前述のモデルには書かれていない臨床的に実行可能なICTのリスクファクター

リスクファクター	説明	暴力に関するピアソンのr
過去の逮捕の重大性	15歳以降の逮捕の重大性に関する患者の自己報告（0＝なし，1＝軽犯罪，2＝暴行，強盗，強姦，3＝殺人）	.25***
衝動性：行動面	Barratt Impulsiveness Scale（BIS-II[13]）	.07*
薬物乱用以外の主要な障害	薬物乱用の併存診断のない主要な精神障害 臨床医がDSM-III-R Checklistを用いて診断したもの	−.19***
両親の喧嘩	患者の成長過程で，両親が殴り合いの喧嘩をしたことがあるという患者の自己報告	.06

*$p<.05$　***$p<.001$.

表5.9. 臨床的に実行可能なICT：2つの閾値を用いた，暴力的症例と暴力的でない症例の分布

観測	分類			合計
	ローリスク（＜9％）	平均的リスク	ハイリスク（＞37％）	
非暴力的	456	195	112	763
暴力的	22	62	92	176
合計	478	257	204	939

ァクターを様々に組み合わせたモデルである（Silverら[202]参照）。

　我々は，このアプローチが，理論的に最良の情報に適用されたときだけでなく，臨床診療で収集可能な情報に適用されたときにも，暴力の予測に有効であることを例証した。そして臨床的に実行可能なリスクファクターに数を絞った場合であってもそのICTの予測正確性は，理論的に最良の全リスクファクターを使った場合の予測正確性ときわめて近い値を示している。

　次章では，暴力リスクアセスメントのモデルを組み合わせることによる，予測正確性の向上させる方法について述べる。

表5.10. 臨床的に実行可能なICT：ICTリスクグループに関するブートストラッピングされた95％信頼区間

リスクグループ	リスクグループにおける暴力発生率（％）	95％信頼区間 下限値	95％信頼区間 上限値
B	52.7	41.0	63.8
F	41.8	31.3	52.5
A	39.2	26.2	52.4
G	34.4	22.5	46.1
J	28.2	20.6	35.8
I	18.9	8.2	29.4
K	10.9	3.6	18.2
C	7.4	1.6	13.2
E	6.8	1.3	12.1
H	4.7	0.2	8.8
D	2.7	0.5	4.9

6

最良のリスク予測のためにカスタマイズされたリスクアセスメントの組合せ

　前章では，保険数理学的な暴力リスクアセスメントへの新しい方法論的アプローチ，つまり反復分類木分析（ICT）が，いかに従来の主効果回帰法よりもさまざまな点で優れた結果を生み出すものであるかについて述べた。マッカーサー暴力リスクアセスメント研究のデータを用いて，2つの異なるリスクアセスメントモデルを作成し，ICT法を説明した。モデルの一方は，採用するリスクファクターに制限を設けないものであり，もう一方は，病院の記録から一般に入手可能なものや，日常の臨床診療の場面で評価が可能なものに制限したものであった。2つのモデルを作成し終えた時，ICT法による暴力リスクの評価に成功したのには，データのオーバーフィット（つまり，偶然によるもの）が影響したのではないかという懸念が生じた。この懸念から，我々は複数のICTモデルを評価し，そのうえで各症例について複数のリスクアセスメントを実施した。本章では，複数のリスクアセスメントモデルを組み合わせて用いると，1つのモデルだけの場合に比べて，正確なリスクアセスメントを生み出せるかを検証する。

　本章において特に重要なことは，あるモデルに含まれる特定の変数ではない。重要なのはリスクファクターの組み合わせに異なる多数のモデルをさらに組み合わせることにより，各個人のリスクアセスメントにお

ける結果の安定性が劇的に向上するという基本概念を理解することである。つまり、臨床医は各症例の最終的なリスク得点から対象者が「正しい」グループに分類されているということを確信できるのである。本章におけるもう1つの重要な意義は、異なる数多くのモデルを用いた評価により、より多くの対象者を、暴力の発生率が極端に高い、あるいは極端に低いグループに分類できるということである。統計上の操作には複雑な部分もあるが、基本的な結論は複雑ではない。個々の患者がハイリスクもしくはローリスクのどちらかのグループに分類される可能性をより高くすることで、リスクマネージメントの判断としてもより適当であるような、暴力発生率がきわめて高いグループ、あるいはきわめて低いグループのいずれかに、患者を分類することができる。これこそが、我々のめざす臨床面での最終的なゴールである。

同等の正確性と異なる予測性

　前章で述べた2つのリスクアセスメントモデルは大きく異なっているように「見えた」（すなわち、各モデルには異なるリスクファクターが投入された）が、予測正確性という点では、きわめて類似していた。ROC曲線下面積は、理論的ICTモデルでは.82だったのに対し、臨床的ICTモデルでは.80だった。

　しかし、予測正確性が同等であっても、個々の症例について同等の予測力を持っているというわけではない。表6.1は、個々の症例を、理論的ICTモデルと臨床的ICTモデルの両方で、ハイリスク（＞37％）、平均的リスク（9％～37％）、ローリスク（＜9％）の各カテゴリーに分けた結果を示している。全サンプル939人の患者の中で、どちらのモデルでも同じ分類に入ったのは、ローリスクの352人（全体の37.5％）、ハイリスクの109人（全体の11.6％）、平均的リスクの75人（全体の8.0％）だった。つまり、合計536人の患者（全体の57.1％）が両方のICT

表6.1. 2つのICTモデルに基づく分類

| 理論的に最良のICTモデル | 臨床的に実行可能なICTモデル ||||||||
| | ローリスク ||平均的リスク ||ハイリスク ||合計 ||
	人数	暴力発生率(%)	人数	暴力発生率(%)	人数	暴力発生率(%)	人数	暴力発生率(%)
ローリスク	352	2.8	88	8.0	22	4.5	462	3.9
平均的リスク	72	6.9	75	26.7	73	28.8	220	20.9
ハイリスク	54	13.0	94	37.2	109	64.2	257	43.6
合計	478	4.6	257	24.1	204	45.1	939	18.7

モデルで同じリスク分類に入ったのである．一方，表6.1のうち，中央の対角線上にない数値（先にあげた375人，75人，109人以外の数値）は，どちらのICTモデルを使ったかによってリスク分類が異なっていた症例を示している．表に示されているように，54人の患者（全体の5.8％）が理論的に最良のICTモデルでハイリスクと分類されたものの，臨床的に実行可能なICTモデルではローリスクと分類された．また，22人の患者（全体の2.3％）が臨床的に実行可能なICTモデルでハイリスクと分類された一方で，理論的に最良のICTモデルではローリスクと分類されていた．

この観測結果，つまり，同等の予測正確性を持つ2つのリスクアセスメントモデルから，同一人物に対して異なる予測が生じうるということは，樹木モデルだけに存在する性質ではなく，むしろ保険数理学的予測モデル（主効果予測モデルを含む）全般に見られる性質である（複数の臨床医による予測に関しては文献131参照）。事実，この性質が出現しない状況は，リスクアセスメントモデルから導かれた予測が1.0という相関関係を示す場合だけであろう．しかしこの例証においては，理論的ICTモデルによる予測と臨床的ICTモデルによる予測との相関係数はわずかに.52（p＜.001）であった．これら2つの予測モデルは（ROC分析で示されているように）暴力という基準尺度とは同程度の関連性を持ってい

ながら，2つのモデル同士の間には中等度の関連性しかない。この事実は，各モデルが，暴力に関して重要な，しかしそれぞれ異なった相互作用のプロセスを経ている可能性を示唆している。

リスクアセスメントに対する2モデルアプローチ

　この結果から，重要な疑問が生まれた。それは，2つのICTモデルにおいて，理論的ICTモデルと臨床的ICTモデルの両方でハイリスクと分類された症例の暴力リスクはどれだけか，また，2つのモデルの両方でローリスクと分類された症例の暴力リスクはどれだけなのか，ということである。表6.1には，それぞれの暴力発生率を示した。

　表6.1のとおり，20週間のフォローアップ期間における暴力発生率は，ローリスク-ローリスクのグループではわずかに2.8％であったのに対し，ハイリスク-ハイリスクグループでは64.2％であった。一方で，ICTモデルを別々に見たときに得られた最低の暴力発生率は3.9％，最高の暴力発生率は45.1％であった。さらに，2つのICTモデルを組み合わせたROC曲線下面積（0.83）は，各ICTモデルを別々に用いたときよりも，高い予測正確性を示した。

2モデルアプローチの拡大：複合モデル

　2つのモデルを組み合わせることで，1つのモデルを用いた場合よりも，暴力を正確に予測できるのであれば，3つ以上のモデルを組み合わせたら，その予測の正確性はさらに向上するのだろうか。「2モデル」アプローチを3つ以上のモデルを用いた「複合モデル」アプローチに拡大する際の，根本的な方法論的課題は，さまざまなモデルの結果をどのように統合するかという点である。どうすれば複数のモデルを組み合わせられるのかを調べるため，10のICTモデルを作成し，各モデルが樹

形を作成する出発点には各々異なるリスクファクターを置いた（この手続きに関する詳細な説明は，文献12参照）。

この10のモデルはそれぞれ，106のリスクファクター（第5章参照）を用いて作成された。モデル1は第5章で解説した臨床的ICTモデルであった。残りの9つは，1つの例外を除いて，臨床的ICTモデルを作成するのと同じ手続きで作られた。9つの分類木にはそれぞれ異なる初期変数を投入した。

さらに詳しくいえば，この手続きは3段階で進められた。まず，臨床的ICTに投入された第一変数（「逮捕の重大性」，第5章参照）に対する，CHAIDプログラムリストの「競争」変数を作った。つまり，分析に適した変数であろう「逮捕の重大性」という変数を除いた場合に，ICTに最初に投入されるだろう変数を，CHAIDプログラムに判別させたのである。そして次に，このリストから，評価される変数の根本的な構成概念という点から重複しない9つの競争変数を選択した（つまり，「アルコールの使用」と「アルコールの診断」のように，内在する変数が同じで，指標が異なるだけという競争変数は選択していない）。選択された変数は表6.2に挙げられている。最後に，選択された9つの変数のうち，それぞれ1つを分析の出発点となる最初のリスクファクター（初期変数）として，9つのICT分析を実行し，サンプル分割を行った。

結果

この10のICTモデルの多くは2回の反復で完成し，各モデルに用いられた変数は8～16個であった（表6.2参照）。10のモデルそれぞれにおけるROC曲線下面積は0.73～0.81であり，また，ハイリスクまたはローリスクのグループに分類された対象者の割合は55.3％～72.6％であった。各モデルごとに含まれたリスクファクターと，そのリスクファクターが使用された回数を，表6.3に示した[1]。

表6.2. 複合ICTモデルの特徴

モデル	初期変数	反復回数	変数の数	ハイリスクかローリスクに分類された割合（%）	ROC曲線下の面積
1	逮捕の重大性	3	12	72.6	0.803
2	薬物乱用の診断	2	9	65.6	0.738
3	アルコール乱用の診断	2	13	60.7	0.764
4	主診断	2	8	55.3	0.753
5	怒りの反応	2	11	62.8	0.778
6	Schedule of Imagined Violence（SIV：暴力空想評価表）	2	10	55.8	0.769
7	児童期の虐待	5	14	56.0	0.791
8	過去の暴力	3	10	74.1	0.766
9	年齢	2	16	53.2	0.784
10	性別	2	14	62.7	0.806

　複数の予測モデルの結果を組み合わせるための次の段階として，10モデルのそれぞれで作成されたリスクグループを3つのカテゴリーに分けた。つまり暴力に関してローリスク（＜9％），平均的リスク（9％〜37％），ハイリスク（＞37％）の3つである（第5章参照）。オーリン・バーゲス採点法（Ohlin／Burgess Scoring Method）[163, 29]を用いて，各モデルにおける個人の成績を「採点」し，ローリスクは−1，平均的リスクは0，ハイリスクは+1とコード化した。

　それから，10のモデルの結果を総合し，各対象者について合成リスク得点を算出した[2]。したがって，個々の対象者の合成リスク得点は，−10（対象者が10モデルすべてにおいてローリスクに分類された場合）

---

[1] 人種という変数は，民族的，また法的理由により最終的なモデルから削除した。人種は適格変数として10のモデルすべてに含まれていたが，2，7，8の3つのモデルの分析においてのみ選択された（表6.3）。リスクアセスメントの手続きに「人種的選別」が含まれているという誤解を避けるため，人種の変数が選択された3つのモデルからこの変数を削除した（人種の次に統計学的に有意な変数を代わりに投入した）。人種という変数が含まれない修正後のモデルは，元のモデルと比べて，正確性にはほとんど差がなかった。たとえば，人種を含む元の2つのモデルにおけるROC曲線下面積は.744，人種が除外された修正済みモデルにおけるROC曲線下面積は.738だった。

表6.3. 複合ICTモデルに含まれた変数

モデルでの使用頻度	変数	1	2	3	4	5	6	7	8	9	10
10	法的区分	○	○	○	○	○	○	○	○	○	○
7	主要な精神障害と薬物乱用	○		○	○	○	○	○			○
6	過去の逮捕—頻度		○		○		○	○		○	○
6	児童期の虐待—程度		○			○	○	○*		○	
6	統合失調症，統合失調症様障害，失調感情障害の診断	○		○				○	○	○	
6	神経学的スクリーニング—意識消失の既往	○			○		○	○	○		○
5	年齢				○		○		○	○*	
5	怒りの反応	○				○*	○			○	○
5	過去の逮捕—重大性	○*	○	○			○				
4	常勤または非常勤での雇用	○							○		○
4	Schedule of Imagined Violence（暴力空想評価表）	○					○*		○		
4	父親の薬物使用	○		○			○		○		
4	15歳までの父親との同居		○			○		○			○
3	アルコール乱用の診断			○*				○	○		
3	薬物乱用の診断		○*					○	○		
3	性別		○		○						○*
3	児童期の虐待—頻度					○	○		○		
3	反社会的人格障害の診断			○	○				○		
2	被強制感					○			○		
2	過去の暴力	○							○*		
2	運動衝動性	○					○				
2	両親の夫婦喧嘩	○									○
2	自殺未遂				○		○				
2	20歳以前の性的虐待				○				○		
2	結婚歴					○	○				
2	脅威／制御・蹂躙症状						○	○			

(つづく)

モデルでの使用頻度	変数	モデル 1	2	3	4	5	6	7	8	9	10
1	過去の入院			○							
1	自傷の考え										○
1	入院時の自殺の脅迫									○	
1	父親の逮捕									○	
1	SIV – 頻繁でない, エスカレートしない, 対象が近くにいない					○					
1	最初の入院時の年齢					○					
1	入院時の抑うつ症状						○				
1	教育年数								○		
1	幻覚 (幻聴)									○	
1	機能レベルのスコア										○
1	主診断				○*						
1	入院時の代償不全							○			
1	入院時の薬物乱用							○			
1	入院時に個人的問題が存在									○	

*モデルの初期変数

から+10（対象者が10モデルすべてにおいてハイリスクに分類された場合）までの範囲であった。

　退院直後の20週間に暴力をふるった176人の合成リスク得点は，平均3.4であり，得点範囲は−8〜10であった。暴力をふるった人の75％は，合成リスク得点が1以上であった。これは，10モデル全体を見ると，ローリスクや平均的リスクのカテゴリーよりもハイリスクのカテゴリーに入ることのほうが多かったということを示している。退院直後の20週間に暴力をふるわなかった763人の合成リスク得点は平均−3.6であ

---

[2] この10モデルから作成されたリスクカテゴリー間の相関関係（10モデルにおける，対象者のローリスク〈−1〉，平均的リスク〈0〉，ハイリスク〈+1〉のリスク得点の相関関係）も計算された。すべてのモデル間に中程度の相関関係が示され（.26〜.57，$p<0.001$ ですべて有意），内的信頼性（Cronbach's alpha）は.87だった。

り，その得点範囲は－10～10であった．合成リスク得点はすべての得点範囲にわたっていたが，暴力をふるわなかった人の75％が，－1以下の合成リスク得点を示していた．これは，10モデル全体を通じて，ハイリスクのカテゴリーよりもローリスクのカテゴリーに入ることのほうが多かったということを示している．表6.4は，合成リスク得点ごとの暴力発生率（範囲は.00～.90）を示している．

　2モデルが1モデルよりよりよく暴力を予測したように，10モデルでは2モデルより，暴力を正確に予測した（ROC曲線下面積が，2モデルでは.83だったのに対し，10モデルでは.88であった）．しかし，予測正確性を高めるためには，10モデルすべてが必要なのだろうか．この疑問に答えるために，退院直後の20週間における暴力を従属変数とした段階的ロジスティック回帰分析が行われた．表6.5にあるように，10モデルのうち，5つのモデルのみが選択され，段階的ロジスティック回帰分析の方程式に用いられた．全体的な適合度はとても高く（$\chi^2 = 300$, $df = 5$, $p < 0.0001$; $c = .878$; $pseudo\ R^2 = .44$），これらの5モデルにおける係数はすべて同程度の値であった．これは，ロジスティック回帰モデルにおいて重みづけされた係数から算出された，予測される暴力発生率と単純な合計得点が非常に近い値であることを示唆している．なお，これらの5変数についてのα係数は.74であった．

　表6.5に示された5つのICTモデルに基づく合成リスク得点を使うと，退院後の20週間で暴力をふるった176人の平均は1.9であり，暴力をふるった人の50％が2以上の合成リスク得点を示していた．この期間に暴力をふるわなかった763人では合成リスク得点の平均は－1.8であり，暴力をふるわなかった人の50％が－2以下だった．表6.6には，これらのリスク得点ごとの暴力発生率を示してある．

　複合モデルによるリスク分類のロバスト性を高め，可能な限り無駄のない分類を行うために，表6.6にある11のリスク得点それぞれにおける暴力をふるった人の割合について分散分析を行い，統計学的な有意差を

表6.4. 10のICTモデルの合成リスク得点による暴力発生率

合成リスク得点	症例数	暴力発生率（%）
−10	21	0.0
− 9	52	0.0
− 8	86	1.2
− 7	9	3.8
− 6	69	0.0
− 5	72	1.4
− 4	66	9.1
− 3	71	12.7
− 2	56	12.5
− 1	40	12.5
0	47	21.3
1	54	22.2
2	43	34.9
3	41	43.9
4	29	34.5
5	20	50.0
6	30	66.7
7	23	73.9
8	20	70.0
9	10	90.0
10	10	90.0

表6.5. 段階的ロジスティック回帰を用いて選択されたICTモデル

モデル	初期変数	B	オッズ比
1	逮捕の重大性	.638	1.89***
5	怒りの反応	.638	1.70***
7	児童期の虐待	.705	2.02***
9	年齢	.679	1.97***
10	性別	.693	2.00***
定数		−1.4948	

*** = $p<.001$

検証した．そして同時に，Nelson[158]によって提唱された手続きを用いて，単純な暴力との関係を示した．これらの分析の結果，5つの合成リ

スクグループが確認された（以降，このリスクグループを，リスク「クラス」と呼ぶ。これは，ハイリスクやローリスクのカットオフ値によって区別された，ICTの特定のリスク「グループ［ノード］」や幅の広いリスク「カテゴリー」との混同を避けるためである）。各リスククラスの症例数と暴力発生率を表6.7に示し，図6.1には，ブートストラッピングされた95％信頼区間をともにグラフ化した。最終的な5つのリスククラスのROC曲線下面積は0.88であり，これは10モデルで得られたものと同じ値だった。

　暴力リスクアセスメントに対する複合モデルアプローチの有用性をさらに検証するために，2つの関連する疑問について検討した。第一に，複合モデルアプローチでは，20週間のフォローアップ期間中に繰り返し暴力をふるった人と，1回だけ暴力をふるった人を同じように正確に識別できるのだろうか。第二に，20週間のフォローアップ期間に起こった暴力のうち，リスククラスごとの割合はどうであったか，という点である。

　1つ目の疑問については，有効な線形手法を用いれば，複合モデルアプローチが複数回暴力を行った人を区別できるということは明らかである。退院直後の20週間に，2回以上の暴力をふるった対象者は全体では6.9％であった。1～5の各リスククラスにおいて，2回以上暴力をふるった人の割合は，1から順に，0.0，1.6，9.7，21.6，36.5（p＜.0001）だった。

　次に，2つ目の疑問に答えるために，939人の対象者が20週間のフォローアップ期間に犯した合計355件の暴力行為について調査を行った。その結果，暴力の発生はもっともリスクが高いクラスに非常に集中していたことが明らかとなった。リスククラス1の対象者はサンプルの36.5％を占めていたが，その暴力行為の発生数は全暴力行為のわずか1.1％であった。同様に，リスククラス2の対象者はサンプルの26.4％を占めていたが，暴力行為は全体の7.9％であった。中間のリスククラス3は，

表6.6. 5つのICTモデルで得た合成リスク得点による暴力発生率

合成リスク得点	症例数	暴力発生率（%）
−5	44	0.0
−4	147	0.7
−3	152	2.0
−2	142	9.2
−1	106	5.7
0	102	25.5
1	81	27.2
2	57	52.6
3	45	60.0
4	32	71.9
5	31	80.6

表6.7. 5つのリスククラスのクラスタリング

リスククラス	得点範囲	症例数	暴力発生率（%）	95%信頼区間（ブートストラップ）下限値	上限値
1	−3以下	343	1.2	0.3	2.4
2	−1〜−2	248	7.7	4.7	11.1
3	0〜1	183	26.2	19.5	32.4
4	2〜3	102	55.9	46.2	65.3
5	4〜5	63	76.2	65.4	86.2

サンプルの19.5%を占め，暴力行為についてもほぼ同じ割合（23.7%）を占めた。しかし，サンプルの10.9%にすぎないリスククラス4は全暴力行為の33.8%を占めていた。また，リスククラス5はサンプルのわずか6.7%だったが，全暴力行為の33.5%を占めていたた。したがって，リスクの高いクラス4とクラス5を合計しても，その人数は全対象者の約6分の1であるが，暴力行為は総数の3分の2以上を占めていた。

図6.1. リスククラス

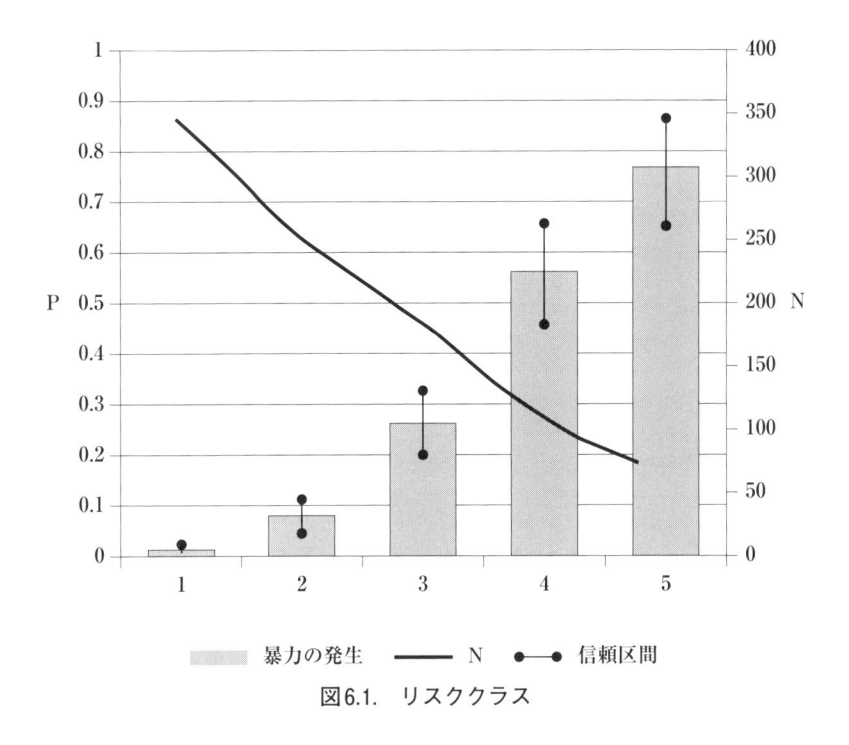

結論

　ここでは異なるリスクアセスメントモデルを比べて,「最良」と思われるモデルを1つ選出するのではなく，複数のリスクアセスメントモデルによる予測を統合したアプローチについて説明した。各モデルは，評価されたリスクファクターと暴力との相互作用について，それぞれが別の重要な側面を捉えているであろう。この「複合モデル」アプローチを用いて，我々は最終的に，反復分類木分析法で作成された5つの予測モデルの結果を組み合わせた。複合モデルアプローチでは，いくつかのリスクアセスメントモデルの予測を組み合わせることにより，「最良」の予測モデル1つを用いたときに生じうる，データのオーバーフィットの問題を最小化することができた。重要なことは，このモデルの結合は，

その構成要素となったモデルだけでなく，これまでの論文において報告されてきた保険数理学的な暴力リスクアセスメントの手続きよりも，優れた結果を生み出したということである。病院のカルテから一般に入手可能なリスクファクターや，日常の臨床診療の場面で評価されるリスクファクターだけを用い，すべての患者を5つのリスククラスに分類することができた。これら5つのリスククラスでは，地域社会への退院直後の20週間の暴力発生率は1％〜76％にわたっており，ROC曲線下面積は0.88だった。

　リスクアセスメントに対する複合モデルアプローチは，他のアプローチと比較してきわめて正確であると思われるが，他のアプローチに比べ，その計算ははるかに複雑でもある。5つのICT予測モデルを作成する必要があるが，これらの各モデルには11〜16の変数が含まれ，2回から5回の反復が必要である（表6.2参照）。なによりもリスクファクターの多くは2つ以上のモデルに現れるため，臨床医が複合モデルとその得点を暗記しておくことは明らかに不可能であり，紙と鉛筆を用いてその手続きを行うというのも途方もなく非現実的である。しかし幸いなことに，複合ICTモデルの実行と採点はソフトウェアが行うため，臨床で用いる際には，複合ICTは，前の質問への回答に応じてコンピューターの画面上に現れる質問だけをしていけばよいという（必要に応じて，各モデルがさまざまに繰り返される）とても簡単な構造になっている。これは，DTREE[53]やComputer-Assisted SCID[52]などの診断ツールととてもよく似ている。米国国立精神保健研究所（National Institute of Mental Health）の助成を得て，現在，複合ICTに基づいた暴力リスクアセスメントの試作ソフトウェアをテストしている最中である。

　次の最終章では，本書で説明した複合モデルICTアプローチが，暴力の臨床的アセスメントとマネージメントに与える示唆について探っていく。

7

暴力と臨床医：リスクのアセスメントとマネージメント

　本書ではここまで，マッカーサー暴力リスクアセスメント研究の目的と方法，結果について述べてきた。本最終章では，その研究成果が暴力リスクに関する臨床的アセスメントとマネジメントについて意味するものについて述べる。そして，暴力と精神障害との関係についての全体的な報告をまとめ，本章を締めくくりたい。

暴力リスクアセスメントに対する，研究結果の意味

　第6章で述べた複合ICT保険数理学的方法論を用いて，退院直後の数カ月間における暴力発生率が，1％から76％までの異なる患者グループを特定することができた。この結果は，臨床的判断の予測妥当性についてのもっとも楽観的な評価（例：文献148）をはるかにしのぐものであった。それでは，ここで説明した保険数理学的方法は，暴力リスクの臨床的判断に代わるものとして推奨されるものなのか。それとも，複合ICTは暴力リスクに関する臨床的判断をサポートするツール（非常に強力なツールではある）と考えるべきなのか。この疑問に答えることは容易ではなく，また，確実な回答を出すことも難しい。

　暴力リスクを評価するもう1つの保険数理学的ツールである，暴力リ

スク評価ガイド（Violence Risk Appraisal Guide：VRAG）を開発した研究グループは，こうしたツールから得られた結果は，臨床医によって「修正」されるべきなのか，また修正されるのであれば，どの程度修正されるべきかという問題に取り組んだ。興味深いことに，その回答は時間の経過に伴い展開し，1994年には，Websterら[46]は次のように述べていた。

> 個々の症例について，もし臨床医が十分な根拠から，ある因子が暴力の常習性と関連していると確信を持ったときに・の・み，控えめな修正を行なうのであれば，予測正確性は向上するかもしれない（文献246のp. xx，強調は原文どおり）

しかしその4年後，Quinseyら[172]は以下のようにその見解を変えた。

> 我々が提案しようとしているのは，保険数理学的方法を既存の作業に加えようということではなく，むしろ，既存の作業を保険数理学的方法に完全に置き換えてしまおうということである。これはWebsterら[246]が表明した見解とは異なる。当時は，やむを得ない状況の場合は，リスクの数理的評価を最高10％まで修正することを勧めた。…しかし，我々はもはやこのようなやり方が正しいとは思わない。保険数理学的方法はあまりにも優れており，臨床的判断はあまりにも貧弱なものであるため，前者が後者によって，その質を低下させてしまうには及ばない。（文献172のp. 171）

この分野の他の研究者は，暴力リスクアセスメントに保険数理学的ツールを用いることを強く支持する一方で，臨床医が保険数理学的リスク評価をよく検討したうえで必要と考えられるならば，修正を加えてもよいのではないかという，さらに楽観的な見解を持っている。たとえば

Hansonは,「臨床的判断において,機械的に保険数理学的リスクアセスメントを適用するのは,軽率である」と述べている(文献71のp. 53)。またHartも,「専門家が保険数理学的な判断を信頼すること,少なくとも完全に信頼することは容認できない」(文献83のp. 126)と記している。

臨床医が自身の判断で保険数理学的な暴力リスクアセスメントを修正するという選択を認めてもよいとする理由は,大きく2つある。1つは,「妥当性の一般化への疑問」であり,もう1つは「稀なリスクファクター」または「防御ファクター」である。

妥当性の一般化への疑問

VRAGは,大半がカナダ人白人からなる男性の司法患者をサンプルとして作成され,その交差妥当性が検証された評価尺度である。VRAGはこのような属性を持つ人による暴力の予測に対し,優れた妥当性を示した。しかし,その妥当性は,女性や一般精神科患者,あるいはアフリカ系や,米国出身者(性別,人種,法的区分にかかわらず)の評価に用いられた場合においても,同様に妥当性のある結果が得られるのか。これが妥当性の一般化に関する問題である[38]。マッカーサー暴力リスクアセスメント研究により作成された反復分類木分析(ICT)は,米国出身の白人,アフリカ系,ラテンアメリカ系の一般入院患者で,年齢が18～40歳のサンプルを用いて開発され,ブートストラッピングが行われた。ICTの高い予測妥当性は,アジア系,司法患者,カナダ人,18歳未満や40歳以上の人,さらに最近の入院歴がない人を救急外来で評価する際にも,一般化することができるのだろうか。これら2つのツールの予測妥当性は,広く一般化することは可能だろう。ただ,この保険数理学的方法が適用されるサンプルが,その方法が作成され,最初に検証された際に用いられたサンプルと,根本的にまったく似ていないと思われるサンプルに適用された場合には(例:マッカーサー研究で調査されたような種類の患者にVRAGを使用する,VRAG研究で調査された犯

罪者などにICTを使用する，など），保険数理学的評価を結論ではなく参考程度に捉える評価者がいたとしても，非難はできないだろう。

　ICTに関しては，我々が調査した患者とよく似たアメリカ人患者のサンプルに対して適用する場合には，自信を持ってその結果を一般化することができる。しかし，ICTの開発に用いられたサンプルと，適用されるサンプルとの違いが大きくなればなるほど，この自信は薄れてしまう。一般化の可能性とは突き詰めれば，いうまでもなく理論的な問題なのである。しかし，このようにいうと，追加研究が行われていない現時点で，このツールがどこまで一般化できるのかという疑問を呈することになる。この疑問に取り組む方法の1つは，ここで報告された結果が，特定の母集団や状況に対し，なぜ一般化することができないと考えられるのかを理論的に問うてみることだ。たとえば，米国のさまざまな地域施設に入院している類似した症状の患者に対して（つまり，ピッツバーグ，カンザスシティ，ウースター以外の地域で），なぜICTを一般化することができないのか，あるいは，どうして17歳や41歳の人に結果を一般化することができないのか。その理由を考えつくのは困難であろう。一方で，司法患者や，精神遅滞者，幼い子ども，あるいは高齢者に対し，なぜICTを一般化できないのかという理由はたくさんある。このような場合には，一般化について，自信を持つことよりも慎重になることの方が，適切であろう。

　暴力の基準率が米国とは非常に異なる（たいていは米国より低い）国における，人口統計学的特徴・臨床的特徴が共通する患者に対しても，ここで報告された結果が一般化できるのかと問われたとき，妥当性の一般化について同様の疑問が生じる。ICTによって割り出された相対的なリスクレベルは，他の諸国でも同程度のものかもしれないが，退院後20週間における暴力の基準率がここで報告された18.7％よりも低い場合，ICTが割り出したリスクの絶対的レベルはより低い可能性がある。このような場合も，少なくとも追加研究が行われるまでは，確信よりも

慎重であることの方が適切である。

稀なリスクファクター，防御ファクター

　臨床医が保険数理学的リスク評価をさらに詳しく検討し，修正することを擁護する際よく用いられる2つ目の理由は次のようなものである。臨床医は，ある症例について，稀なリスクファクター，または防御ファクターに気づいているかもしれないが，これらのファクターはまさにめったにないものであるために，保険数理学的ツールの作成において，適切に考慮されていない可能性があるというものである。この問題はGroveとMeehl[65]（Meehl[133]の追加研究）によって，「骨折した脚の拮抗作用」と命名された。ストーリーは単純である。ある研究者が保険数理学的ツールを開発した。このツールは，人がいつ映画を見に行くのかを，かなり正確に予測することができた。そしてこのツールによって，ある特定の個人であるスミス教授が.80の確率で翌日映画に行くと予測した。その後研究者は，スミス教授が脚を骨折したばかりで，腰にギプスをはめ，動けないことを知った。「明らかに，このような圧倒的に有力な事実を目の前にして，保険数理学的予測に頼ることはばかげたことだろう」（文献65のp.307）。GroveとMeehlは，稀な出来事による保険数理学的リスク評価への拮抗作用を「統計学嫌いの臨床医が，知的好奇心を掻き立てられるいくつかの事柄の1つ」（文献65のp.307）としているが，それを暴力リスクアセスメントのような領域にも適用することについては懐疑的である。骨折した脚のストーリーでは，「ほぼ完璧に信頼できる事実の確認［脚の骨折］があり，また，事実と予測された一種の事実である［映画に行くこと］との間にはほぼ完璧な相関関係もある。これらの優れた条件のいずれにおいても，確率的推論の結果から，通常の社会科学的な行動を予測することはできない」（文献65のp.308）と述べている。

　暴力リスクを評価する保険数理学的ツールに関していえば，「骨折した脚」としてもっともよく挙がるのは，直接的な脅迫，すなわち，被害

者を名指しして明らかに本気で暴力をふるう意図を声明することである。著しく理性に欠けた患者でも，入院したくないために，診察中には，意識的にそのような意図を口にしないようにする可能性があることを考えると，直接的な脅迫はおそらく稀なものであり，そのため，保険数理学的ツールの項目として取り上げられることはないだろう。しかし，Hartが述べたように，「もし犯罪者が純粋に殺人の意図を口にしていたならば，その犯罪者のVRAGの合計得点はどうなるのか，いくつのリスクファクターがあるのか，さらに，特定のカットオフ値を超える得点を取るのかといったことは果たして問題となるのだろうか」（文献83のp. 126）という疑問が生じる。同様に，Hansonは，性犯罪者の暴力の予測に関して，「行動の意志と性犯罪の再犯性との関係についての研究は見たことがないが，犯罪者が再犯すると話しているのを評価者が無視するのは愚かなことであろう」（文献71のp. 61）という見解を示している。

GroveとMeehl[65]は間違いなく，この意見に対して次のように反論するであろう。殺人の意図の「真実性」，あるいは犯罪者が実際にその再犯の意図を「述べた」かどうかは，「脚を骨折している」という事象に対する評価の信頼性と同程度の信頼性をもって判断することはできない。仮に，たとえそれができたところで，暴力の意図を声明することと実際に暴力をふるうこととの関係は，体にギブスをはめられていることと映画に行くこととの関係よりも，はるかに希薄なものである[123]。

ここで報告された研究に照らして，妄想の例について考えてもらいたい。我々は，妄想の存在は暴力に対する一般的なリスクファクターではないことを見出し（第4章），第5章で説明したICTでは妄想をリスクファクターとしては取り上げていない。しかし，我々は他の場面では，特定の症例においては妄想を無視しないよう警告もしてきた[7]。

> たとえ表面的にでも，［これらのデータは］過去に，妄想によって暴力的にふるまったことがある人は，もう一度同じことが起こる可能性が十

分あるとする臨床的な知識を反証するものではない。これらのデータはまた，過去の暴力歴や地域社会による支援に関する情報がないような救急の場面では，ひどく不安定で妄想的な人間に対して，その潜在的な脅威を無視することを支持しているわけでもない（文献7のp.571）。

　暴力の予測を天気予報と比べて考えることは，この分野の他の論題について考えてきたときと同様に[145]，この難しい問題について考えるうえで啓発的かもしれない。米国気象局（National Weather Service：NWS）は日常業務として，天気に関する予測因子として認められている「リスクファクター」のデータを収集している（例：気圧）。この情報は，コンピュータープログラムによって分析され，NWSが「客観的」（本書にいう保険数理学的）であるとする，さまざまな気候現象の予測がなされる。これらの予測は定期的に各地の気象学者に提供されている。各地の気象学者は（保険数理学的評価を「福音書ではなく，手引書」として参考にしている），その後，保険数理学的評価を見直し，もし必要と考えれば，この評価に修正を加える。たとえば，その地域に「晴れで湿度が低い」という客観的予測が出ていても，窓の外に今にも雨を降らしそうな雲が近づいてくるのが見えれば，予測を修正することがある。そして「主観的」（本書にいう臨床的）予測がメディアに流されることになる。

　天気予報は，保険数理学的リスク予測の臨床的見直しとそれに伴う修正が実証的に研究されてきた領域の1つである（他のものについては，文献65, 55, 172参照）。気象学という文脈においては，臨床的に関わることによって事実上，予測正確性を減少させるよりもむしろ増大させる。これまで一貫して，臨床的に修正された気温と降水量に関する予測は，修正されなかった保険数理学的予測よりも的中している[31]。

　臨床的な見直しと修正は，天気予報の保険数理学的予測の妥当性を向上させたように，暴力の保険数理学的予測の妥当性を向上させるのだろうか。暴力の予測と天気を比べることが適切かどうかについても意見は

さまざまだろう。上述した妥当性の一般化については，臨床医が稀なリスクファクター，もしくは防御ファクターを考慮することを容認することの適否は，究極的には経験的な問題であり，次の3点について念入りに調査することが重要であろう。(1)保険数理学的リスク評価を見直したとき，臨床医はその評価を修正する必要があると，どのくらいの頻度で感じるのか，(2)なぜ，臨床医はその保険数理学的評価を修正する必要があると感じるのか（例：保険数理学的ツールの妥当性が一般化されないことの具体的な理由，あるいは，存在すると考えられる特殊で稀なリスクファクター，もしくは防御ファクター），(3)臨床医はどのくらい保険数理学的リスク評価を修正したいと考えているか，という3点である。このような研究が行われないうちは，保険数理学的ツール（ここで提示した複合ICTなど）は，臨床的アセスメントのための「ツール」(文献63参照)，つまり，臨床的判断に取って代わるというよりは，それを支持するものと考えるのがもっとも適切であると我々は考えている。臨床的判断とは，暴力のリスクファクターとその相互作用に関する経験的な理解によって支えられたものである。まだ発展中である本分野においては，こうした臨床的な判断への信頼が，現時点における標準的ケアに反映されており，また我々の見解からしても反映されるべきものであると考えている。

リスクマネージメントに対する我々の研究知見からの示唆

　我々はマッカーサー研究において，暴力リスクのマネージメントではなく，そのアセスメント研究に着手した。マネージメントを研究するなら，本書でここまでに報告したものとは非常に異なるデザイン（例：無作為臨床試験）が用いられただろう。しかし，複合ICT法によって作成されたリスクアセスメントについては，それがすでに見直され，また臨床的に修正されたものであっても，臨床医がそのリスクにどう対応す

ればよいのかという疑問が生じるのはもっともなことである。

　ときには，単に暴力のリスクの推定を示し，主張することだけが求められているようなことがある。たとえば，強制入院ないし強制通院命令を行う目的で，ある人が「他害の危険性」の審査を通過するかどうかを判断するためのヒアリングの際に，判事が関心を持つのは，精神障害を持つ人が暴力的になるかどうかという見込みだけであろう。しかし現在，リスクアセスメントの主な用途は（少なくとも我々がここで関心を向けている一般市民の場合は），暴力のリスクマネージメントが必要かどうかを示す指標となる点にある。つい最近まで，患者の暴力リスクを管理する主要な方法は入院期間の延長であり，その期間は数カ月，ときには数年にも及ぶこともあった。マネージド型ヘルスケアの出現により，このようなリスクマネージメントを行うことはほとんどなくなり，他人への暴力のリスクが高いと評価された患者でさえ，そもそも入院したとしても，数週間，あるいはたった数日で退院することも，ますます多くなってきている。

　入院しても，短期間ですぐに退院して地域社会に戻るであろう患者の暴力のリスクマネージメントについて，我々の研究結果はどのような意味を持つのだろうか。我々の暴力リスクに関する研究結果は，リスクマネージメントのもっとも基礎的なレベルとして，退院直後の期間に，地域社会においてもっともモニタリング（これを公衆衛生用語で「サーベイランス」と呼ぶ）を必要としている患者はどの患者なのかを判断するための示唆を与えている。

　さらに，我々の研究結果は，リスクマネージメントの1つの形態，すなわち暴力リスクを減らすための治療として，もっとも援助を必要としている人が，その援助を確実に受けられるようにするためには，どのように優先順位をつければよいかを示しているともいえる。この点に関するより重要な，しかし，めったに取り上げられることのない問題として（注目すべき例外については文献225, 227参照），地域社会で精神保健サービスを

受けることが，効果的なリスクマネージメント方略であるとする根拠があるのかどうかということがある。

　我々のデータはこの問題を扱っている。我々は，無作為臨床試験を行っていないため慎重に論を進めるべきではあるが，この研究結果は，暴力のリスクをマネージメントする手法の1つとして治療を考えたとき，わずかではあるが明るい見通しをもたらすのではないかと考えている。手短に，進行中の分析について述べることにする。

治療とその後の暴力

　あるフォローアップ期間に受けた治療が，その次のフォローアップ期間の暴力の可能性に影響するのかについて前向き研究を行った。治療は，「あなたは現在［その週の時点で，という意味］，精神保健，あるいは薬物乱用の治療を受けていますか」という質問への患者の回答によって評価された。治療を受けていると回答した患者は，受けた治療がどのようなものか，また10週間のフォローアップ期間中に何セッションの治療を受けたのかについても尋ねられた[1]。

　我々は，最初のフォローアップ期間の治療の，第二のフォローアップ期間中の暴力への影響について調査した。退院した直後の10週間に地域社会との何らかの接点のあった752人の患者が調査対象となり，そのうち，256人（34.0％）は治療を受けておらず，496人（66.0％）は1回以上の治療を受けていた。フォローアップ期間1に1回以上の治療を受けた患者の治療セッション数の中央値は8回だった（上述の治療に関する質問のうち，いずれの治療に回答した場合のセッションも含む）。分類・回帰ツリー（CART）分析[26, 218]を用い，フォローアップ期間2にお

---

[1] 患者は続いて「あなたは現在，他にも何か精神保健，もしくは，薬物乱用の治療を受けていますか」と尋ねられた。この2つ目の質問に肯定の返答をした患者は，1つ目の質問と同様に，治療の特徴と参加したセッション数を尋ねられた。

ける暴力への影響を最大にする，フォローアップ期間1の治療セッション数の分割点を決定し（文献227参照），CARTを使って，サンプルを2つのグループに分けた。1つは治療セッション数が6回以下（0回も含む）のグループ（n＝457；サンプルの60.8％）であり，もう1つはセッション数が7回以上のグループであった（n＝295；サンプルの39.2％）。参加したセッション数の中央値は，1つ目のグループが3回，2つ目のグループは12回だった。残りの各フォローアップ期間に起きたその後の暴力に対する治療の影響に関する研究でも，同じ対比（6回以下のセッションに参加と7回以上のセッションに参加）が，用いられた[2]。

フォローアップ期間1に受けた治療と，フォローアップ期間2に起こった1回以上の暴力行為との関係は，表7.1の1列目に記載されている。また，フォローアップ期間1に7回以上の治療セッションを受けた患者の2.8％が，フォローアップ期間2において，1回以上の暴力行為を起こしたのに対し，参加した治療セッションが6回以下の患者では，その12.0％（前者の4倍）が1回以上の暴力行為を起こしていた（$p<.0001$）。退院後の1年間を通して，あるフォローアップ期間中の治療が，その次のフォローアップ期間中に及ぼす暴力への影響は，類似した結果がくり返し示されていた（表7.1参照）[3]。しかし，この影響は，フォローアップ期間2，3に関しては統計学的に有意なものであったが，フォローアップ期間4，5については有意ではなかった。さらに2つの統計学的有意性を見るための高度な検定を行ったが，そこでも同じ結果

---

[2] 投薬のみ（口頭でのセラピーなし）の治療を受けたのは，参加セッションが7回以上の患者の1.4％，参加セッションが6回以下グループの患者の15.6％であった。口頭でのセラピーのみ（投薬なし）は，参加セッションが7回以上のグループの患者の35.3％，参加セッションが6回以下のグループの患者の29.3％であった。口頭でのセラピーと投薬を組合せた治療は，参加セッションが7回以上のグループの患者の63.4％，参加セッションが6回以下のグループの患者の55.1％に用いられていた。2つの患者グループで用いられた治療タイプには，統計学的な有意差があった。

表7.1. N回目のフォローアップ期間における治療と,N+1回目のフォローアップ期間における暴力との関係性

フォローアップ	暴力（%）	
	治療なし・6回以下の診察	7回以上の診察
2	12.0（47）	2.8（ 8）***
3	8.5（34）	3.5（ 8）*
4	6.8（28）	6.6（14）
5	7.5（33）	3.8（ 7）

*p = .05　***p = .001

が確認された。その検定方法は，1つは傾向性得点を利用したものであり[188]，もう1つは第6章において説明した個々のリスクグループにおける治療の影響を評価したものである。

通常，選択バイアスの可能性があるため，非無作為デザインから推定された治療効果に懐疑論があるのはやむを得ない。傾向性得点の分析は，治療希求に関する交絡変数を考慮しているので，こういった懸念の一部は払拭される。これらのデータから，地域社会における治療は，その後に患者が暴力を起こす可能性を有意に引き下げることが示されており，リスクマネージメントの重要な一戦略となるように思われる。それでは，我々の研究結果は暴力のリスクをマネジメントするうえで，どのリスクファクターがもっとも適切な臨床的介入の対象になるのかという疑問にどのような示唆を与えるのだろうか[17, 90, 97]。

最近のアプローチでは，リスクアセスメントとリスクの低減（つまり治療）が1つに統合されることが多い。つまり，アセスメントの段階で，

---

[3] さらに，各フォローアップ期間の暴力発生率は，その前のフォローアップ期間に，治療セッションに1～6回参加した患者より，1回も治療セッションに参加しなかった患者のほうが高かった。たとえば，フォローアップ期間1に1回も治療セッションに参加しなかった患者の14.0%が，フォローアップ期間2において少なくとも1回の暴力行為を起こしたのに対し，セッションに1～6回参加した患者では9.5%，セッションに7回以上参加した患者では2.9%であった。比較のため，Steadman[214]は，ピッツバーグの退院患者と同じ地域に住む，患者でない人間の10週間（すなわち1フォローアップ期間）の暴力発生率は4.6%であることを報告した。

力動的あるいは可変的なリスクファクターに焦点を当て，治療の段階では，それらのリスクファクターを修正するというのが通常のやり方である（例：文献244）。しかし，我々は異なる方針をとった。リスクアセスメントと治療を統合するのではなく，むしろ分化させたのである。Kraemerら[109]が指摘しているように，根本的にリスクアセスメントとリスクの低減ではそのプロセスが異なる。リスクアセスメントでは，すべてのリスクファクターに注意することが必要である。しかしリスクを低減させるためのプロセスでは，すべてのリスクファクターではなく，(1)可変的なリスクファクターと (2)変化することによって暴力リスクがより低くなるようなリスクファクターの2つだけに注目すればよい。Kraemerら[109]はこれを「因果リスクファクター」と呼び，「効果的な治療を体系立てて行うには，因果リスクファクターに注目することが必要だ」と述べている（文献100のp. 343；文献31, 88参照）。本研究では，できる限り正確なリスクアセスメントを追求するために，あらゆる有効なリスクファクター（不変か，可変的かにかかわらず）を使用した。我々は，暴力リスクの低減はきわめて重要な問題であると考えているが，リスクアセスメントの問題とは切り離し，それ自体の真価を扱うのが最善の方法だと考えた。

　我々の研究は明確に，リスクマネージメントの資源をどのように配分するかよりも，誰にその資源を割り当てるかということに重点を置いていた。しかし，我々のデータから，リスクマネージメントの一形態である治療に関して，何か重要な示唆が発見される可能性もある。我々が確認したリスクファクターの中で，どのリスクファクターが可変的なものであるのか，また，どのリスクファクターが変化すれば暴力リスクの低減につながると期待できるのか（他の研究〈例：文献187, 20, 40, 69〉に基づいて）という疑問が生じるだろう。しかし，我々の採用した分類木分析に基づく方略では，異なるリスクファクターが適用されることで，さまざまな患者が同じカテゴリーに分類される可能性がある。実際，我々は

分析にあたって、単に分類木分析に基づく方略を行っただけでなく、分類木を反復し、複数の反復分類木を用いて各症例を分析した。したがって、どの症例にも適用された多くの偶発的リスクファクターの中から「原因となる」リスクファクターを特定しようとすることは、生産的な方略とはいえず、危険ですらある。

　しかしそれでも、治療への示唆となりうるリスクファクターに関する「手がかり」[142]を、マッカーサー研究のデータから見つけられる可能性はある。その方法の1つは、付録Bで報告されている個々のリスクファクターと暴力との二変量関係を調べることである。治療に関係するリスクファクターへの手がかりとなりうる2つ目の情報源は、表5.1で報告されているロジスティック回帰分析である。たとえば、付録Bと表5.1の両方において、薬物乱用や怒り、暴力的な空想は、暴力リスクを低下させる取り組みのターゲット候補として突出している。併存する精神障害や薬物関連障害の治療（Drakeら[46]の有望な見通しに沿うもの）や、怒りのコントロールの問題（Novaco[162]の有望な見通しに沿うもの）に対する治療が暴力を低減させる可能性については、さらなる研究が必要であることは明らかである。暴力的な空想についての研究は、今やっと始まったばかりである[64]。

　暴力のリスクをマネージメントするための治療的介入のターゲットを特定する3つ目の方法は、第6章の複合ICTによって作成された5つのリスクグループを区別しているリスクファクターについて考察することである。第5章で挙げた134すべてのリスクファクターを用いた段階的複合回帰分析は、これらのリスクファクターが、5つのリスクグループのどれに入るのかを予測するために行われたもので、その結果は表7.2に示されている（$R^2 = .613$）。ここに示されたリスクファクターは不変的な性質のものが多いが（例：父親の薬物使用と逮捕歴）、治療可能なものもあり、これらを治療すれば暴力のリスクマネージメントに効果が上がるかもしれない。表7.2に挙げられたリスクファクターの中には、

表7.2. 段階的回帰分析による，5つの複合ICTのリスクグループにおける予測変数の構成

リスクファクター	ベータ
不変リスク	
過去に逮捕された頻度	.360***
父親の薬物使用	.523***
法的区分	.518***
意識消失の既往	.266***
児童期の虐待	.160***
父親の逮捕	.116**
年齢	−.015**
入院時の暴力	.223*
治療可能なリスク	
怒り―行動の領域	.037***
統合失調症の診断	−.586***
薬物乱用の診断	.317***
雇用	−.274***
アルコール乱用の診断	.268***
暴力的な空想	.187**
自殺未遂	−.190*

*p = .05　**p = .01　***p = .001

臨床医がその方向には変化させたくないと考えるものもある。たとえば，統合失調症の診断を受けた者や自殺願望の強い者は，暴力リスクが高いグループに入る可能性は低い。しかし，暴力のリスクマネージメントの手法として，このような条件を促進したい者はいないだろう。他にも，治療に対する実践的な示唆を与えるリスクファクターもある。これをいうのは3度目になるが，薬物乱用や怒り，暴力的な空想は，暴力リスクの予測因子となっている。加えて，失業や児童期の身体的虐待も，暴力リスクを予測する。BonnieとMonahan[23]は精神障害を持つ人の雇用を支援する介入プログラムをレビューした。その結果，児童期虐待を受けたということは変わりようのない経歴上の事実であるが，虐待は暴力リスクと重要な間接的関係をその後も生み出していくかもしれない。なぜなら，たとえば，虐待の後遺症としては恐怖や怒り，信頼関係の構築が

困難などの問題があげられるが，これらはすべて，単独で，あるいは相互作用的に，暴力的な行動を増強させるかもしれないからである。こうしたトラウマの後遺症は変容可能であるかもしれないし，治療にも反応するかもしれない[142]。

　ここでもう一度，我々の研究は，暴力リスクアセスメントの向上を目的としてデザインされた研究であることを強調しておきたい。本研究は，確認されたリスクファクターの変容を目的とした臨床試験や，リスクファクターが変化した結果，それに対応してその後の暴力の可能性が変化したかどうかを調査する研究にまでは発展していない。暴力の治療に関する疑問への最終的な回答を得るには，実験的な，あるいは準実験的な研究デザインを待たなくてはならない。しかし，我々がここで提示したような発見的解析は，臨床的な暴力のリスクを低減させるターゲットとしてどのリスクファクターがもっとも有効であるのかを示すという意味では価値があるかもしれない。

結論

　本研究の結果は，精神疾患を持つ人について，そしておそらくその他の人々についても，暴力の特徴に関する重要な側面を浮き彫りにするものであった。これらは，暴力の原因やその発生の予測，そして暴力のコントロールにつながるであろう介入とも関係している。

　精神疾患を持つ人の暴力に関する研究について歴史的に見てみると，ある人が他者に対して攻撃的にふるまうかどうかを規定する単一の変数（ときには少数の変数の組み合わせ）が，ひたすらに追求されてきたことがわかる。いったんこの変数についての知識を手にすると，研究の焦点は暴力の予測，あるいはコントロールのための方略へと，容赦なく導かれていくだろう。かつて，あれこれと仮定されてきた因果ファクターには，側頭葉での放電，児童期の身体的虐待，恥辱に対する脆弱性，暴

力的な衝動の過剰統制やその逆の表出の抑制欠如などがあり，最近の知見としては，とくに精神疾患を持つ人においては1つ以上の精神病症状の存在などがある。

　コッホが結核を引き起こすバクテリアを探し求めたように，またエールリッヒが梅毒を起こすスピロヘータだけを狙う「特効薬」に没頭したように，唯一の変数を求めるという方略は，医療科学の初期段階で多くの成功を収めた戦略を，人間の行動に関する研究にも取り入れたいという願望を表している。驚くほどのことではないかもしれないが，これまでのところ，暴力の原因と解決策が一体となったものを発見しようという試みは，人間の行動の複雑さのために挫折してきた。本書で示されたデータからは，暴力にただ1つの原因を追究しようとする試みは，ずっと昔に断念されるべきであったといえる。

　このプロジェクトで暴力との関係が調査された変数のうち，その多くは（実は大半が）将来の暴力と有意な関連性を持っていた。しかし，これらの関係はいずれも，十分に強いものとはいえなかった。なぜなら，ある患者のサブグループにおいては，特定の変数が，暴力の原因となっていたという方が適切だからである。また，反復分類木モデルが実証したように，変数をどのように組み合わせても，暴力の原因を単一の現象として説明することはできなかった。暴力的な傾向とは，リスクファクターが蓄積した結果であり，我々のデータは，どのリスクファクターも単独では，他者に対する攻撃的な行動の必要条件にも十分条件にもならないという見解を強く支持するものであった。つまり，人はさまざまなリスクファクターが組み合わさった結果，暴力的になるのであり，人間の生活においては，暴力行為につながるたったひとつの道筋というものはないのである。

　この結論は，暴力に関する将来の研究に対してだけではなく，暴力的な行動を予測・予防するための試みに対し，明確な示唆を持っている。過去の多くの研究がそうであったように，1つあるいは少数の変数を対

象とする研究は，因果的影響や予測的方略に関して，あまり明確な結果を示せない傾向にある。暴力をよりよく理解し，その予測正確性を向上させることは，暴力に関連する多くの変数間における相互作用を評価することからはじまるのかもしれない。そのような研究には大規模なサンプルと，複雑な評価や測定技術が必要になることが多く，たいていは時間と費用がかかることから，学際的研究が求められるであろう。

　予測も同様に問題をはらんだものである。臨床医が，ある特定の個人に影響する可能性のある変数を自力で確認し，その情報を統合して，個人の暴力リスクを的確に評価できると考えることは，合理的ではない。もし多変量モデルが，予測正確性を向上させる唯一の希望であるならば（我々の行ったICT分析が，たとえ単一モデルでは十分ではなくとも，複数のモデルを併用すれば，大きな期待が持てるというのであれば），臨床医は，コンピューターの助けを借りるべきであろう。予測というのは，どんなによくても個人についてはおおよそのリスクを示すだけで，単一の数値ではなく範囲で示されるものであり，1人の人を正確にハイリスク群に分類したとしても，そうして分類された人すべてが暴力行為を起こすというわけではないと認識されるべきである。

　これらをすべて考慮した必然の結論として，ただ1つの介入方法により，暴力の可能性を首尾よくマネージメントすることは不可能である。介入には複数のターゲットが存在し，それは人によって異なる。しかし，我々のデータともっとも一致した，暴力の相互作用的な多変量因果モデルもまた，効果的な介入において，リスクファクターのすべて，あるいはその大半を，取り除く必要などないということを示唆している。つまり，これらの因子を組み合わせた影響が，暴力の発生閾値と交わりそうな閾値（これは現時点では確かに予測できないが）を下回るくらいに，因子そのものを減らしたり，その影響を低下させたりするだけで十分であると思われる。したがって，介入のターゲットとなる変容可能な暴力リスクの特徴を突き止める必要があることは明らかであるが，効果的に

暴力を予防するために，すべてのリスクを取り扱わなければならないというわけではない。これは，これまでほとんど希望を奪われつづけてきた領域に，ほんの少しではあるが楽観を与えるものと受け取るべきかもしれない。

　最後に，我々は本研究を通じて，今日の暴力に関する予測を向上させる手法について有意義な示唆ができたと考えている。そして，本研究は，将来の暴力に関する問題を考えるにあたって最善の方法を提案できたと信じている。

付録A

本付録では，マッカーサー暴力リスクアセスメント研究の研究デザインとその手続きについて紹介する。ツールの使用法とデータ収集の詳細を説明するので，興味のある読者は研究成果を解釈する際の参考にしていただきたい。

方法論概観

プロジェクトの構成

プロジェクトは，各データ収集現場に配置された研究者が，各現場のプロジェクト監督となり，データ収集の入手方法を整え，現場スタッフを雇う形で実施された。現場スタッフは，現地コーディネーターと面接調査者，臨床トレーニングを受けた面接者（1人），そしてサポートスタッフであった。現地コーディネーターは，データの収集と取り扱い方法を統一するため，面接調査者（1カ所あたり3～8人）と臨床トレーニングを受けた面接者が行った現場の記録やデータ収集をすべて監督した。臨床的なトレーニングを受けた面接者の診断と診療録上の診断との差異は，コンサルタントの精神科医が確認した。

研究現場で得られた成果は，ニューヨーク州デルマー市のPolicy Research Associates, Inc.（PRA）にいる本研究の中心となるスタッフによってとりまとめられた。PRAには，各現場をつなぐ中心地として，

プロジェクト・コーディネーターを置いた。プロジェクト・コーディネーターは，定期的に，現地コーディネーターとグループ会議を行い，使用する評価ツールやそのコード化の方法，調査手続きの決定や，面接者の評価ツールの管理に関する現場の意見などを議論した。PRAでは，データ入力の前に，最終的な品質管理手段として，評価が完了したすべてのツールのクリーニングや見直しも行った。データ管理と分析はすべてPRAで行われた。この研究では，すべての現場で，スタッフ間の協働への努力とコミュニケーションに大きな重点が置かれていた。定期的にプロジェクトの全体会議を行い，面接者のトレーニングと面接結果の信頼性の調査に多くの時間と労力を割いた。信頼性の調査では，面接のビデオ映像を回覧し，すべての面接者を体系的にコード化した。

パイロットスタディ

　ある程度ツールの開発が進んだところで，暴力のリスクファクターに関する非常に大規模な研究を行うことの実行可能性に疑問が生じた。患者は，開発された長々しいツールにどのように反応するだろうか。退院して地域社会に戻った患者への面接はどのくらいの頻度で実施すればよいのか。開発した評価尺度で，どれほどの暴力を発見できるのか，そして，暴力の発生率が観測されたとして，それを分析するにはどのくらいのサンプルサイズが必要なのか。これらの疑問の多くは，パイロットスタディ（詳しい説明は，Steadmanら[211]参照）で解決することができた。

　パイロットスタディでは，リスクファクターの中でも，先行研究において暴力に関連があったものや経験のある臨床医によって暴力との関連性があると考えられているもの，現代の理論で暴力に関連すると仮説が立てられているものについて調査が行われた。カギとなるリスクファクターに関する信頼性の高い評価基準がなかったため，精神保健と法についてのマッカーサー研究ネットワーク（MacArthur Research Network on Mental Health and the Law）は，この分野の専門家に依頼して，精

神障害を持つ人を母集合とするのに適した評価尺度を開発した。具体的には，怒り（Raymond Novaco），サイコパシー（Robert Hare），妄想（Pamela Taylor），社会支援（Sue Estroff）に関するツールが開発された。これらのツール開発の研究の結果と，その他の既存のリスクファクターの評価尺度のレビューが，先に公表された[144]。

パイロットスタディは3カ所の現場（ミズーリ州カンザスシティ市，ペンシルバニア州ピッツバーグ市，マサチューセッツ州ウースター市）で行われた[1]。公立の精神科救急病院に入院した169人の患者グループを抽出して，病院でベースライン面接を行い，患者が退院し，地域社会に戻った後も定期的に面接を行った。

入院中には時間のかかる面接を対象者に実施することは可能であった。また，地域社会にいる対象者を捜し出し，フォローアップ面接を行うことも可能であり，対象者数の減少も許容範囲内であることがわかった。パイロットスタディの中で確認された暴力の割合から判断して，女性の暴力発生率は，男性と変わらない程度であることがわかったため，最終的な研究デザインに女性も含めることになった。また，40歳以下の患者グループに比べて40歳以上の患者グループでは，暴力発生率が非常に低かったため，研究から除外することとした。

方法と手順についてのパイロットテストからも有用な情報が得られた。フォローアップ期間の長さを，毎月2回から3カ月に1回まで幅を持たせ，地域社会にいる患者との接触頻度の間隔を検討した。そして，2〜

---

[1] 当初，我々は一般患者と精神障害のある犯罪者の両方について，暴力リスクの研究を計画していた。メリーランドとフロリダで行われたパイロットスタディにおいて，地域に釈放される直前の，精神障害のため無罪となったグループを選び出し，上述の手続きでベースラインとフォローアップの面接を実施した。しかし，主として一般患者用に開発されたツールは，犯罪を犯した患者に適用するには問題があった。精神障害のため無罪となったグループは非常に長い期間，施設に収容されていることが多いため，経歴に関する質問の多くは使うことができなかった。また，地域社会では触法患者は高度にモニタリングされているため，一般患者とは大きく異なる評価となった。我々の研究デザインとツールを触法患者に適用するには，大幅な修正が必要であるという結論に達し，研究対象を一般患者に絞ることになった。

3カ月が面接の間隔として最適であるとの結論を得た。間隔が長すぎると患者が事件を覚えていられないというリスクがあり，逆に短すぎると費用対効率が悪かった。本研究では関係者面接を導入したが，これは，患者から収集されたデータの信頼性を検討したり，最終的な研究デザインに含める付加的情報が十分に得られたかどうかを判断したりするのに役立った。我々は関係者から，報告された出来事の記憶の正確さを証明するに十分な，しかも関係者からでなければ得られなかった情報を得ることができたと確信している。

最終的な研究デザイン

パイロットスタディの結果を参考に，地域性と患者層の多様性を基準として選ばれた3カ所の研究現場で，18〜40歳の一般市民の急性患者男女約1,000人に研究への参加を求めた。この人数は，計画されている分析を実行するのに必要な統計学的パワーを持つものであった。患者は，病院でベースライン面接を受け，退院後の1年間，10週間ごとに面接を受けた。この面接は，さまざまなリスクファクターと暴力のアウトカム測度（第2章で詳述）に関する評価で構成されていた。

患者の自己報告は，関係者や警察からの報告と，病院のカルテ情報によってより充実したものとなった[2]。

評価ツール

最終的な研究デザインに含まれたリスクファクターは，大きく4つの領域に分けられる。それは，個人・属性因子（例：年齢，性別，頭部外傷の経験），経歴および発達因子（例：家族，仕事，精神障害による入

---

[2] さらに，患者調査のためのデータ収集が始まった1年後に，ピッツバーグで非患者群による比較グループが追加された。このグループは，退院後に患者が居住している地域住民によって構成されていた。これら調査に参加する地域住民は，自身の過去10週間の暴力などの行動に関する面接を1回受けた。退院患者とその地域住民それぞれにおける，暴力の発生率とその特徴はSteadmanら[214]によって報告されている。

院，暴力歴），状況・環境因子（例：社会支援，社会的ネットワーク，ストレス），臨床・症状因子（例：診断，機能レベル，薬物の使用）である。マッカーサー暴力リスクアセスメントで測定されたリスクファクターは付録Bに掲載されている。

評価基準は，退院した患者が行った他人への身体的暴力とした。退院後，10週間ごとの各フォローアップ期間に起きた暴力を包括的にまとめるために，複数の評価基準が用いられた。この基準については，第2章で論じている。

面接のトレーニングと信頼性

我々は，3カ所の研究現場における現地面接者のためのトレーニングを，プロジェクトの開始前と，研究の進行中に定期的に実施した。トレーニングは，研究プロジェクトの概観と，面接技術，すべてのツールのレビューとそれを実施するためのトレーニングによって構成されていた。面接者はお互いに面接しあい，互いに観察と指導を受けた。すべての現場において面接の目的を標準化し，統一するには，大きなグループでの討論が重要となった。そこで，SIDPやHare PCL：SVのような研究ツールの特定の要素に焦点を当てたビデオ映像の視聴が行われた。臨床トレーニングを受けた面接者は，精神医学的な症候学（妄想，幻聴を含む）と，観察と診察も含めた臨床ツールの使用についてさらにトレーニングを受けた。

追加のトレーニングでは，複数の情報提供者を用いることで生じる機密性の問題について特に注意を払いながら，情報提供者である関係者の選択や交代，関係者への面接の実施法に焦点が当てられた。すべての面接者はプロジェクト全体会議に出席し，膨大な量の文書やビデオ映像の教材を受け取った。

最初の信頼性調査は，1992年の春と夏に行われた。この調査の一環として，各面接者は実施予定のベースライン面接のうち，5回分の患者

面接をビデオに撮影した。これらの面接は面接者の間で回覧され，系統的な手法によってコード化された。コード化されたベースラインの調査面接385件と臨床面接76件のデータセットが分析され，さらに訓練が必要かどうかが確認された。地域社会でのフォローアップ面接において実施予定のフォローアップ・ツールの一部と，臨床面接（妄想，幻聴，精神病理学，機能）についても，個別の信頼性調査が行われた。カギとなるすべての変数についての評定者間信頼性の分析は，収集されたほぼすべてのデータ項目について，優れた χ 係数を示した（$a > .80$）。信頼性の結果が不十分であった場合には，採点方法の修正と追加のトレーニングが行われた。評価ツールの暴力スクリーニングセクションの χ 係数は.85〜.98であり，容認基準の.80を十分に上回っていた。

暴力と安全性のための予防策

　研究対象者を自身や第三者による危害から守るため，また研究スタッフを対象者の暴力から守るための，倫理的・法的義務の範囲は不明確であったが[9]，一連の安全手順が研究に組み込まれた。対象者が本人や他者に暴力をふるう危険が差し迫っていると思われる場合，研究スタッフは何をすべきだろうか。対象者と第三者の保護に関する倫理的および法的義務は，対象者の守秘に関する倫理的および法的義務とバランスのとれたものでなくてはならなかった。面接者が，患者本人，もしくはその他の人への暴力が差し迫ったものであるという疑いを持った時にとるべき行動についてのガイドラインが各現場に用意された。面接者は情報を上位スタッフに伝え，上位スタッフはその情報が，現地監督者と臨床コンサルタントが検討したものであることを確認した。この「指揮系統」と，面接に先立って文書化された有効な危機介入の階層表（患者自身に対して治療者に連絡をとるように提案するというものから，患者本人には知らせずに，治療者が警察に連絡するというものまで多岐にわたる）が，危険な状況が起こりそうなときにそれに対処するための枠組みとし

て提供された。さらに，安全な面接環境を作るためのスタッフへのトレーニングや症例のスクリーニング，予防策といった，面接調査者を守るための具体的な行動手順も作成された。本研究の法的・倫理的問題に関する議論については，Monahanら[143]を参照していただきたい。

データ収集

患者サンプル

パイロットスタディに使われた3カ所の現場にある急性期の入院施設から，入院患者をサンプルとして集めた。その施設とは，Western Psychiatric Institute and Clinic（WPIC；ペンシルバニア州ピッツバーグ市），Western Missouri Mental Health Center（WMMHC；ミズーリ州カンザスシティ市），Worcester State Hospital（WSH）とUniversity of Massachusetts Medical Center（UMMC；いずれもマサチューセッツ州ウースター市）である。WPICは大学付属の専門病院，WMMHCは地元の精神保健センター，WSHは米国初の州立精神病院の1つ，UMMCは教育研究病院であり地元の精神的・身体的健康のニーズに応えている。UMMCは，募集期間の途中でWSHの1日あたりの入院者数が3.2人から1.7人に減少したため，対象者の募集地域として追加された。

調査対象者の選択基準は(1)一般入院患者である，(2)年齢18〜40歳，(3)英語を話すことができる，(4)白人またはアフリカ系アメリカ人種（ウースターに限り，ラテン系も含む）である，(5)統合失調症，統合失調症様障害，失調感情障害，うつ病，気分変調症，躁病，短期精神病性障害，妄想性障害，アルコールまたは薬物の乱用や依存症，パーソナリティ障害の診断がある，の5つであった。すべての現場で，対象者を年齢や性別，人種といった特徴でグループ分けし，分布に偏りが生じないよう工夫した。3カ所の各現場における入院患者の特徴と，このプロジ

ェクトのためのパイロットスタディで対象者が報告した暴力の発生率を考慮した検定力分析をもとに，対象サンプルの人数を割り当てた。入院から，研究参加への同意を得るために調査面接者が交渉するまでは平均4.5日だった。しかし，適格患者であっても，入院してから交渉が行われるまでに21日以上が経っている場合には除外された。

病院でのデータ収集

　急性期病棟に入院した患者についての記録は，少なくとも週2回，多くの場合は毎日記録され，年齢，性別，人種にしたがってサンプリングを行うために，コンピューター制御のデータベースに入力された。選択された症例には，病院スタッフから許可が得られた後，たいてい入院後4日以内に，調査面接者が研究の交渉を始めた。面接で得られた情報を補うために，患者が退院した後，退院時の診断，入院期間，暴力歴を診療録から転記した。どのようなサンプリングバイアスがあり得るかを調査するために，適格であったものの，研究に参加しなかった患者の無作為サンプル（各調査現場からおよそ1,000人分）について，同様の診療録情報を収集した。すべての手続きについての議論はSteadmanら[214]に記述されている。

　病院での情報収集は約2時間におよび，2つのパートに分けて行われた。その内容は，(1)調査面接者による，人口統計的因子と経歴因子についてのデータを得るための面接と(2)研究臨床医（Ph.D.またはMA／MSW）による，診療録上の診断を確認するための，DSM-III-R Checklistを用いた面接（あるいは，適格なⅠ軸診断がない場合，パーソナリティ障害を確認するためにStructured Interview for DSM-III-R Personalityが用いられた），の2つであった。チェックリストを用いた診断は症例の85.7％で診療録上の診断と一致していた。診断に相違があった場合は，現地のコンサルタントの精神科医が解決した。入院期間が145日以上であった患者は研究から除外された（n＝3）。

退院後のデータ収集

　患者は地域社会において，調査面接者から連絡を受け，退院から1年間にわたって最大5回（10週目ごと）の面接を受けた。面接はたいてい，病院で患者の面接を行った調査面接者が面会（89％）もしくは電話（11％）で行った。すべての面接は，面接中に他者がいることによって報告にバイアスがかからないよう，できる限りプライバシーの保たれる環境で行われた。面接は品質管理と，その後のコード化を正確に行うために，テープに録音された。患者は研究への参加の謝礼として，面接1回あたり10ドル（最終面接については15ドル）を受け取った。現地の面接調査員は，退院した患者を探し出し，フォローアップ面接を確実に行うために多大な時間を費やした。各現場には患者の面接ができないと判断する前にとるべき「最低限のコンタクト」リストが提示され，そのリストには患者と連絡を取るために行うべきことの明細が示されていた。その内容は，電話や手紙，最後に住んでいたことがわかっている場所への訪問，親戚や地元の病院，刑務所，保護施設への問い合わせなどがあった。居場所を確かめるために行われた患者1人あたりの連絡の平均回数は，初回のフォローアップ面接では7回，対象者の居場所のわかった後の5回目のフォローアップ面接では5回に減った。初めて連絡がとれてからその回の面接が完了するまでの時間は，全フォローアップを通じて，最短でピッツバーグの10.3日から，最長でウースターの16.0日までであった。

関係者

　地域社会での各フォローアップ面接では，調査対象となった患者約1,000人の関係者に対しても面接が行われた。情報を提供する関係者は，患者と同じスケジュールで面接を受けた（対面45％，電話55％）。各フォローアップ面接において，患者は地域社会での自分の行動をもっともよく知る人物を，関係者として指名するように求められた。しかし，も

しその人物が少なくとも週1回は患者に会っているのでなければ，面接者は患者のソーシャルネットワークに関するデータを吟味し，より適切な人物を提案した。関係者は親族（47.1％）がもっとも多かったが，友人（23.9％）や専門家（13.9％），恋人（12.4％），その他（例：職場の同僚，2.7％）であることもあった。関係者は，対象者の暴力行動とそれに付随する環境，機能レベル，社会支援ネットワークについて尋ねられた。関係者は調査協力に対し，患者と同じ謝礼を受け取った。関係者から得られたデータの機密は確実に守られるよう細心の注意が払われた。また，いかなる場合でも，関係者の提供した情報が患者に，また患者の提供した情報が関係者に知らされることはなかった。

　もともと，この研究デザインでは，対象者との面接が首尾よく完了した後に，関係者にも面接を行うことが必要だった。これは，関係者がまだ患者のことをよく知っており，適切な情報提供者であることを確認するためと，対象者が研究に参加したくなくなった（それゆえ，関係者に面接をしてほしくないと思っている）場合に，対象者の意志に反することのないよう，慎重を期すためであった。対象者が研究への参加を拒否しているのではなく，居場所がわからない，あるいは適切な時間枠内で面接ができないなどの場合には，関係者の面接は完了できるように，データ収集を進める中で研究デザインの決定内容が修正された。対象者が研究から脱落した場合には，その後に関係者に連絡をとることは行わなかった。

入院記録と逮捕歴

　再入院歴と逮捕歴の記録は，患者の地域社会における行動に関する第三の情報源であった。フォローアップ面接の間，患者は精神科施設への再入院があったかどうか尋ねられた。患者が再入院を報告した場合には，病院に連絡をとり，入院日や診断，入院理由，地域社会での暴力に関する記録など，再入院に関連した情報を得た。対象者が調査の依頼を受け

た病院に再入院した場合も，これらの記録が収集された。1年間のフォローアップ期間の終わりに，インフォームド・コンセントを得て，逮捕記録が入手された。この逮捕記録には，成人してからの全逮捕歴と，各フォローアップ期間に起きた逮捕歴について記載されていた。

暴力のコード化と調整

対象者とその関係者は，入院前の10週間と，その後の各フォローアップ期間に，対象者がいくつのカテゴリーの攻撃的行動に携わったかについて尋ねられた。各回答者はまず，直近の2カ月間に患者が特定の暴力的行為（例：殴る，平手打ち）を受けたかを尋ねられ，次に患者がこれらの行為を他人に対して行ったかを尋ねられた。暴力的行為のリストは，コンフリクトへの戦略の尺度（Conflicts Tactics Scale）[59]を改訂したもので，地域社会に退院した精神科患者を対象とした先行研究においてよく使用されているものである[155]。面接者は，すべての回答を見直し，それらが別々の暴力事件なのか，あるいは1つの事件の中でいくつかの暴力行為が起こったのかを確認した。

1つの事件の中で，2つ以上のタイプの暴力的行為があった場合には，その中でもっとも重大な暴力的行為から，その事件をコード化した。対象者とその関係者によって報告された暴力事件の情報には，各事件についての詳細な記録が含まれていた（日時や発生場所，被害者との関係，被害者の負った傷害の重症度と形態，武器が用いられたかどうか，など）。

武器が使用されたり，傷害が発生したりした場合には，対話の中で詳しい報告が求められた。回答者はその後，それぞれの事件について，事件の起きた時点で特定の状況が生じていたか（例：患者が酒を飲んでいた）など，さらに詳しい内容を尋ねられた。

すべてのデータの情報源の突き合わせは，研究現場を取りまとめているPRAで行われた。得られた情報はすべて，調査研究者らによって比

較され，ある特定の事件が起きたかどうか，また事件の最中に最も発生頻度の高かった出来事は何かが判断された。研究組織は，一連の明確な意思決定ガイドライン（著者から入手可能）にしたがって，事件があったのか，その事件の正確な陳述として，どの説明を（あるいはどの説明の組合せを）適切なものとするのかを判断した。いずれの情報源から得られた行為の情報も，2人の独立したコード者が評価し，単一の暴力報告にまとめられた。

　報告が2人のコード者によって独立にコード化され，比較された後，相違点が見つかった場合は第3のコード者がこれを解決した。たとえば，対象者の暴力に関する自己報告や暴力による逮捕については，その情報が有用であればデータに取り入れられた。関係者による暴力に関する報告は，関係者がその事件の現場にいた場合や，事件について対象者から直接話を聞いた場合にデータに取り入れられた。関係者が第三者からその事件について聞いただけという報告は，データに取り入れられなかった。このデータの突き合わせの手続きにおいて適用される，一連の階層的ルールが作成された。

　対象者とその関係者は，プロジェクトの面接者によって，その報告に対する誠実さについて，「1＝正直」から「5＝不正直」までの5点満点のLikert尺度で評価された。また，暴力を過大あるいは過小に報告していないか，暴力を正確に報告しているかという点についても評価された。複数の情報源から1つの事件を割り出すために，日付や被害者，暴力のタイプ，事件の記録，傷害の特徴などの情報が用いられた。これにより，暴力とその他の攻撃的行為に関する最終報告がまとめられた。

データの管理

追跡

マッカーサー暴力リスクアセスメント研究のために開発された追跡用デ

ータベースは，データ収集の過程において不可欠なものであった．追跡データベースは，(1) 各研究現場に登録されている患者（と，登録されていない患者）の状況を，体系的に追跡・モニタリングできるようにすること，(2) コーディネート・センターが，各現場から，追跡データベースの確認や整理を促進するための一定の変数を入手すること，という2つの目的に適うものであった．さらに，現場とコーディネート・センターが，どの対象者の面接日が迫っているかを確認する手段としても役立った．このデータベースのおかげでPRAは，完了したすべての面接情報を確かに受け取ったかを確認することができ，現場は，目標とする面接完了日の前に，期日が近づきつつある面接のリストを作成できるようになった．便利な抽出機能のおかげで，現場はコーディネート・センターに対して(1) 登録されているすべての対象者，(2) 面接された全対象者，(3) 面接が予定されている対象者について，定期的に最新の情報を送ることができた．毎月の抽出症例が，フロッピーディスクかEメールで提出され，コーディネート・センターの情報が更新された．追跡データベースでは，現場は4種類の報告を作成・印刷することもできるようになった．それは，(1) すべての患者と，その登録内容（IDと担当面接者）の一覧表，(2) 登録されているだけの患者のIDと氏名の一覧表，(3) 各面接者の面接スケジュール，(4) 面接者と，期日の迫った面接をまとめた総合的なスケジュールである．(1)，(2) は，登録されている対象者数と登録されていない対象者数の差異を見るのに役立ち，(3)，(4) は，現場の実践上のニーズに応えたものであり，現場では各面接者が面接を予定している患者について，週ごとの表を手にすることができた．

品質管理

　各現場で収集されたデータはすべて，集中品質管理とデータ処理のためにPRAに送られた．面接記録や連絡の記録，録音テープはデータ収集期間中，継続してPRAに送付された．データは登録・保存され，固

有の研究識別IDによって数値的に整理された。記録追跡プログラム（SPSSのデータ入力）を用いて，PRAに送られた記録とテープが監視された。定期的に，SPSSの書式追跡プログラムが，上述の追跡プログラムに関連付けられ，すべての記録とテープの全IDナンバーと状態が記載された包括的な一覧表が作成された。この表は定期的に各現場に送られ，資料のチェックや各現場の記録と中央の報告とを一致させるための付加的方法として用いられた。

　すべての記録はPRAのスタッフによって見直された。質問を1つ1つ追いながら，最後まで完了しているか，回答する項目を間違っていないか，内的整合性があるか，有効な回答コードを使っているかという点について，コード化の内容が確認された。個人面接を行っているときには，適切なコード化がその場でできないこともあるため，現地の面接者は，回答カテゴリーにうまくあてはまらない対象者の回答や追加情報については，メモを書くように指示されていた。メモの情報は最終的にどのようにコード化するかの判断に用いられた。

　データを中央に集めてクリーニングや管理を行うことには数多くの利点があるが，フォローアップ面接の居住に関するグリッド表には見直しが必要であろう。対象者が地域社会で過ごした時間は，この研究プロジェクトにとって，カギとなる変数であるため，各フォローアップ期間の日数は，厳密に計算された。そこでは対象者が地域社会（自宅，グループホーム，保護施設，街頭）で生活していたと報告した日数と，地域社会以外の場所（病院や薬物の治療施設，刑務所）にいたと報告した日数を調べることが重要だった。記憶の掘り起こしは難しく，さらに，この研究の母集団には，しばしば精神病症状が見られたため，いっそう困難であった。対象者は，2カ月半の期間について，転居や入退院，路上生活を報告することが多く，単純にどこにいたか覚えていないこともあり，居住に関するグリッド表の作成は複雑な作業であった。各フォローアップ期間の日数を知るために基準日が計算され，その後，居住に関するグ

リッド表にすべての日が報告されているかどうかが確認された。面接表では，さまざまな治療や精神科施設への入院，解毒プログラム，刑務所への入所期間について，繰り返し質問した。対象者が同じ治療や入院について2回以上報告していないか，面接者は対象者が居住地域以外の場所で過ごした時間を何度もコードしていないかといった，起こりうる問題を確認することが重要であった。

デブリーフィング（作業後報告会）の重要な役割というのは，居住地域以外の場所にいた期間をコード化した各質問を，他の類似した質問と照らしあわせてチェックしたり，居住に関するグリッド表に報告されている日数と，日数の総計とをつき合わせたりすることであった。グリッド表や記録に不完全な（欠けている），あるいは疑わしいデータがあった場合には，音声テープを聞いたり，現場に記録を送り返して欠損部分を埋めて完全なものにした。

すべての評価ツールとデータ入力プログラムについて，コードブックが作成された。各面接者はこれらのコードブックを，コード化する際の主要な参考マニュアルとして用いた。コード判断については，PRAが，データ収集から生じる多数の問題に対処したうえで，実施した。これらのコード判断の大半は，自由記述の質問に関するデータ収集の開始後に行われた。データ収集が始まった初期段階にあがった質問への返答が再検討された後，これらの返答がまとめられ，コードカテゴリーが作成された。PRAがコードを変更する際は，面接者間での相違を防ぐため，各現場の面接者に日付を付して送られた。

受領されたすべての記録について，データ入力と確認が行われた。データ入力プログラムは，プログラム範囲や省略規則の点でもデータの品質管理レベルをチェックするのに役立った。すべてのデータは，データ入力が終了した時点で，統計学的分析を用いて外れ値とその他のデータ上の問題が確認された。膨大なデータが収集されたため（対象者1人のデータセットに25,000項目以上），データセットは多くのファイルに分

けて保存され，相当な量のファイルの統合と管理が必要になった。

結果

登録と継続

　1994年10月までに，1,136人の対象者がマッカーサー暴リスクアセスメント研究に登録され，病院でのベースライン面接を完了した。対象者の登録はこの時点で打ち切られた。

　研究期間中，研究参加施設に入院したのは12,873人で，そのうち7,740人が適格基準を満たした。これらの患者のうち，層化抽出されたサンプル1,695人に，研究参加への同意を求めた。拒否率は29.0％であった（n = 492）。

　参加に同意した対象者1,203名のうち，67人は病院での面接の前に退院したため，病院で面接を行った最終的なサンプルは1,136人だった。3つの現場において登録された患者の入院期間の中央値は9.0日だった。

　病院で面接を受けた対象者のうち，45人は地域社会でのフォローアップ面接ができなかった（第1回のフォローアップ面接の前にドロップアウトした者が34人，最初のフォローアップ期間に地域社会でまったく生活をしていなかった者が8人，入院期間が研究で定めた上限である145日を上回った者が3人）。地域社会でのフォローアップ面接の初回〜3回目のうち1回でも面接が完了しなかった対象者は，調査から除外され，その後のフォローアップ面接は行わなかった。他の調査に残った対象者には，データ収集が続けられた。退院後の1年間，地域社会において，これらの対象者とその関係者に面接を行う努力が続けられた。

　登録された患者の83.7％に，少なくとも1回のフォローアップ面接を行うことができた。表A.1には，複数回のフォローアップ面接を完了した対象者と関係者の割合が示されている。3回以上のフォローアップ面接ができたのは，患者72.0％と関係者77.3％，5回すべてのフォローア

表A.1. 完了したフォローアップ面接（対象者と関係者）

フォローアップ面接の回数	対象者の面接 (n=1136) 人数	(％)	関係者の面接 (n=951) 人数	(％)
1回以上	951	83.7	897	94.3
2回以上	893	78.6	838	88.1
3回以上	818	72.0	735	77.3
4回以上	731	64.3	609	64.0
5回全部	564	49.6	425	44.7

ップ面接をすることができたのは，患者49.6％と関係者44.7％であった。

表A.2には，入院中の適格患者サンプルと，研究参加を拒否した患者，ベースライン時のサンプル，フォローアップ時に脱落した患者，フォローアップ時のサンプルのそれぞれについて，人口統計学的および診断的特徴が記載されている。参加を拒否した患者に比べ，参加に同意した患者の特徴は若いこと，診療録上の診断が統合失調症でないこと，診療録上にアルコールや薬物乱用やパーソナリティ障害の診断があること，といった特徴があった。登録されたがフォローアップ面接で脱落した患者に比べ，フォローアップ時のサンプルの患者では，診療録上に双極性障害の診断を持つ傾向が有意に高いこと，アルコールや薬物乱用の診療録上の診断または既往歴を持つ傾向や重症な障害者の認定を受けていること，診療録上に家族やその他の人間に対する暴力の記録がある傾向が有意に低いという特徴があった。Steadmanら[214]において，我々は以下のように述べた。

この領域の調査で避けられない限界点とは，患者の拒否や属性によって，調査されたサンプルの代表性が損なわれることである。我々が確認したバイアスの中には，研究対象者の患者が，他の適格患者より暴力的な傾向が強い（例：同意した患者は拒否した患者より若かった）場合や，他の適格患者より暴力的な傾向が弱い（例：フォローアップできた患者は，フォローアップ中に脱落した患者よりも，暴力歴の記録がない）場合が

表A.2. サンプル分布（%）

	入院患者サンプル (n=7740)	参加を拒否したサンプル (n=492)	ベースライン・サンプル (n=1136)	フォローアップ中の脱落者 (n=185)	フォローアップ・サンプル (n=951)
人口統計学的					
性別					
男性	57.6	60.4	58.7	64.3	57.6
女性	42.4	39.6	41.3	35.7	42.4
人種					
白人	55.9	69.7	69.1	70.8	68.8
アフリカ系アメリカ人	42.6	27.8	29.0	29.2	29.0
ラテン系	1.5	2.4	1.8	0.0	2.2
年齢					
18〜24	19.7	19.1*	24.7	30.3	23.7
25〜40	80.3	80.9*	75.3	69.7	76.3
入院時の診療録上の診断					
うつ病	20.3	20.7	22.8	18.4	23.7
双極性障害	27.8	32.1	35.5	26.5**	37.2
統合失調症	26.0	43.7***	20.0	17.8	20.4
アルコール・薬物	59.3	42.1***	57.7	64.9*	56.4
パーソナリティ障害	36.6	25.8***	37.4	39.5	37.0
器質性障害	10.2	8.9	9.1	7.6	9.4
アルコールまたは薬物関連の診療録上の併存診断	37.6	32.7	36.2	33.0	36.8
アルコールまたは薬物乱用の診療録上の病歴	83.9[f]	NA	72.9	82.1**	71.4
入院歴：少なくとも1回	67.7[f]	NA	72.1	68.5	72.7
法的区分					
強制	34.7[f]	39.2	41.9	40.5	42.0
自身にとって危険がある	27.8[f]	NA	39.0	38.1	39.1
他人にとって危険がある	13.8[f]	NA	14.1	13.6	14.2
重大な障害がある	6.0[f]	NA	2.2	6.3***	1.4
診療録上の暴力歴[¶]					
家族に対する暴力・攻撃性	29.1[f]	NA	28.9	42.7***	26.5
他人に対する暴力・攻撃性	47.3[f]	NA	40.9	54.2**	38.6

[f] データは3カ所の現場で収集・重みづけされた3095症例のサンプルから得られた。
[¶] 家族に対する暴力および攻撃性と，他人に対する暴力および攻撃性とは両立する。
脚注は，(1)参加を拒否した者とベースライン・サンプルの中に入っている者との比較 (2)フォローアップで脱落した者とフォローアップ・サンプルにいる者との比較，の両方について，有意な差異を示している。
*p<.05　**p<.01　***p<.001.

あった。これらのバイアスが結果に及ぼす影響を正確に評価することは不可能である。(文献214のpp. 400-401)

結論

マッカーサー暴力リスクアセスメント研究では,包括的なデータセットの収集に膨大な時間と資源が投じられた。本書では,それらのデータから得られた所見の中で,我々が観察した暴力のレベルとタイプ,カギとなるリスクファクターと暴力との関係と,暴力のリスクアセスメントのための新しいツールとしてリスクファクターがどのように結びつくかという点に特に力点が置かれた。

付録B

表B.1. リスクファクターと,最初2回のフォローアップ期間に起きた暴力との関連性*

リスクファクター	参考	ピアソン r	非標準化オッズ比	標準化オッズ比	p値
個人領域					
性別—男性		.08	1.51	1.23	.017
年齢		−.07	0.97	0.83	.027
人種—白人		−.12	0.54	0.75	.000
言語性IQ		−.11	0.98	0.74	.001
婚姻歴		.01	1.03	1.01	.873
Hare PCL:SV＞12点	Hart, Cox, & Hare(1995a)	.26	4.05	1.79	.000
Novaco Anger—行動	Novaco(1994)	.16	1.06	1.52	.000
Novaco Anger—認知		.11	1.04	1.24	.012
Novaco Anger—覚醒		.09	1.04	1.28	.004
Novaco Anger—強度		.08	1.02	1.25	.011
Barrett Impulsiveness, 行動面	Barratt(1994)	.07	1.02	1.20	.029
Barrett Impulsiveness, 無計画性		.05	1.02	1.15	.102
Barrett Impulsiveness, 認知面		.05	1.02	1.13	.162

(つづく)

表B.1. リスクファクターと，最初2回のフォローアップ期間に起きた暴力との関連性*

リスクファクター	参考	ピアソン r	非標準化オッズ比	標準化オッズ比	p値
経歴領域					
教育年数		−.11	0.88	0.75	.001
社会経済的地位†	Holingshead & Redlich(1958)	.05	1.01	1.15	.107
雇用		−.05	0.76	0.87	.108
最初の入院時の年齢		−.04	0.99	0.90	.196
今までの入院回数		−.03	0.99	0.91	.326
法的区分—強制		.11	1.78	1.31	.001
最近の暴力行動		.14	2.32	1.37	.000
成人してからの逮捕—事件の重大性		.25	2.04	1.83	.000
成人してからの逮捕—頻度		.24	1.60	1.85	.000
対人犯罪による逮捕†	Officail Report	.13	2.11	1.36	.000
その他の犯罪による逮捕†	Official Report	.11	1.80	1.33	.001
20歳までの性的虐待		−.03	0.85	0.92	.335
児童期の虐待の程度		.14	1.51	1.50	.000
児童期の虐待の頻度		.12	1.25	1.40	.000
父親の薬物使用		.16	2.40	1.41	.000
父親の逮捕		.15	1.79	1.43	.000
父親のアルコール乱用		.11	1.87	1.36	.001
父親の精神科施設への入院		.02	1.14	1.05	.552
15歳まで父親と同居		−.09	0.63	0.79	.006
母親の薬物使用		.05	1.54	1.12	.000
母親の逮捕		.05	1.24	1.11	.168
母親のアルコール乱用		.06	1.41	1.16	.072
母親の精神科施設への入院		−.02	0.92	0.95	.585

(つづく)

表B.1. リスクファクターと，最初2回のフォローアップ期間に起きた暴力との関連性*

リスクファクター	参考	ピアソン r	非標準化オッズ比	標準化オッズ比	p値
15歳まで母親と同居		−.06	0.72	0.87	.091
両親の夫婦喧嘩の有無		.06	1.13	1.15	.098
両親の他の人間との喧嘩の有無		.03	1.10	1.08	.330
頭部外傷―意識消失あり	Silver & Caton (1989)	.10	1.69	1.30	.002
頭部外傷―意識消失なし	Silver & Caton (1989)	.06	1.43	1.18	.055
自傷の考え		.02	1.13	1.06	.473
自傷の企図		−.03	0.77	0.93	.387
自殺の企図		.01	1.08	1.03	.726
居住状況					
個人住宅に住んでいる		−.05	0.70	0.88	.105
ホームレス		.05	1.66	1.12	.132
1人暮らし		−.07	0.61	0.82	.038
ストレスの知覚†	Cohen, Kamarck, & Mermelstein (1983)	.08	1.54	1.23	.019
社会的ネットワーク (Estroff & Zimmer, 1994)					
社会的ネットワークの人数†		−.02	0.99	0.96	.596
社会的ネットワークにおける精神保健の専門家 (%)†		−.10	0.13	0.74	.004
社会的ネットワークにおける家族・親族 (%)†		.01	1.15	1.03	.683
社会的ネットワーク内の思わしくない関係の人物の人数†		.07	1.14	1.20	.026
肯定的で実働的な人物の人数†		−.07	0.91	0.83	.030
思わしくない関係の人物毎の平均言及回数†		.06	1.21	1.16	.067

(つづく)

表B.1. リスクファクターと，最初2回のフォローアップ期間に起きた暴力との関連性*

リスクファクター	参考	ピアソン r	非標準化オッズ比	標準化オッズ比	p値
肯定的で実働的な人物毎の平均言及回数†		−.03	0.75	0.94	.424
社会的ネットワークとの接触頻度†		−.03	0.88	0.93	.394
社会的ネットワークとの接触の継続時間		.02	1.05	1.04	.630
臨床領域					
反社会的パーソナリティ障害の病歴		.19	3.11	1.48	.000
DSM-III-R Checklist（Janca & Helzer, 1990）					
主要な障害,薬物障害なし		−.19	0.34	0.59	.000
主要な障害,薬物障害あり		.08	1.47	1.21	.021
薬物障害,主要な障害なし		.15	2.47	1.38	.000
薬物またはアルコール		.18	2.74	1.65	.000
薬物		.17	2.37	1.51	.000
アルコール		.14	2.08	1.44	.000
統合失調症		−.12	0.38	0.69	.001
躁病		−.04	0.74	0.89	.214
うつ病		−.02	0.92	0.96	.630
その他の精神病		.00	1.00	1.00	1.000
パーソナリティ障害のみ		.02	1.46	1.06	.471
Brief Psychiatric Rating Scale（BPRS）（Overall, 1998）					
合計得点†		−.04	0.99	0.91	.251
興奮サブスケール†		−.08	0.87	0.78	.011
敵意サブスケール†		.08	1.06	1.21	.020
欲動性低下サブスケール†		−.07	0.94	0.82	.037
思考障害サブスケール†		−.06	0.96	0.84	.052
不安・抑うつサブスケール†		.01	1.00	1.02	.848
全般的機能の評価	American Psychiatric Association (1989)	−.05	0.99	0.89	.171

（つづく）

表B.1. リスクファクターと，最初2回のフォローアップ期間に起きた暴力との関連性*

リスクファクター	参考	ピアソン r	非標準化オッズ比	標準化オッズ比	p値
日常生活での活動		-.01	0.99	0.98	.791
妄想（Appelbaum, Robbins, & Roth, 1999）					
何らかの妄想†		-.06	0.74	0.87	.116
被害妄想		-.07	0.61	0.82	.029
誇大妄想		-.01	0.90	0.97	.692
身体／マインドコントロール		-.09	0.49	0.77	.009
思考伝播		-.05	0.60	0.86	.130
宗教的		-.08	0.37	0.76	.021
嫉妬		-.02	0.02	0.84	.696
罪悪感		-.03	0.56	0.91	.348
身体化		-.03	0.61	0.92	.433
他人への影響		-.03	0.02	0.81	.632
脅威／制御・蹂躙症状		-.10	0.76	0.69	.003
その他		-.04	0.78	0.94	.467
暴力的空想（Grisso et al, 2000）					
何らかの空想		.13	1.94	1.35	.000
頻繁		.13	2.23	1.32	.000
最近の発症		.07	1.74	1.17	.038
同一の攻撃対象		.03	1.26	1.07	.368
同一人物への焦点化		.10	1.91	1.25	.003
危害のエスカレート		.13	2.80	1.29	.000
攻撃対象ありの間に生じる		.12	2.08	1.32	.000
頻繁，エスカレートなし，攻撃対象なし		-.01	0.87	0.97	.772
頻繁，エスカレートあり，攻撃対象なし		.09	4.46	1.18	.010
頻繁，エスカレートなし，攻撃対象あり		.08	1.94	1.18	.021
頻繁，エスカレートあり，攻撃対象あり		.10	3.49	1.21	.004
頻繁でない，エスカレートなし，攻撃対象なし		.13	0.50	0.75	.000
何らかの幻聴		.02	1.12	1.06	.517
命令性の幻聴		.06	1.43	1.14	.088

（つづく）

表B.1. リスクファクターと,最初2回のフォローアップ期間に起きた暴力との関連性*

リスクファクター	参考	ピアソン r	非標準化オッズ比	標準化オッズ比	p値
入院時に存在(記録の再調査)					
薬物乱用		.14	2.01	1.41	.000
パラノイア		−.09	0.39	0.74	.006
妄想		−.09	0.45	0.76	.007
代償不全		−.09	0.55	0.78	.010
暴力		.09	1.97	1.21	.010
幻覚		−.07	0.62	0.82	.027
奇異な行動		−.07	0.41	0.79	.040
服薬不遵守		−.07	0.54	0.82	.048
攻撃的(非暴力的)		.06	1.44	1.16	.054
不安		−.05	0.65	0.86	.103
自殺未遂		.05	1.31	1.12	.161
躁病		−.04	0.57	0.88	.200
個人的問題		.03	1.17	1.08	.355
評価		.03	1.25	1.06	.427
その他		−.03	0.66	0.93	.449
投薬の変更		−.02	0.75	0.95	.603
セルフケアの不能		.02	1.29	1.04	.623
自殺の脅迫		−.01	0.94	0.97	.737
器物破損		−.01	0.90	0.98	.841
裁判所命令		−.01	0.92	0.98	.845
うつ病		−.003	0.99	0.99	.934
薬物使用					
何らかの薬物		.12	1.89	1.35	.000
コカイン		.11	1.95	1.28	.001
アルコール		.10	1.66	1.29	.003
その他		.08	3.46	0.17	.015
マリファナ		.04	1.31	1.11	.179
興奮剤		.04	1.82	1.08	.267
鎮静剤		.03	1.40	1.08	.311
アヘン		.04	1.52	1.09	.244
Mini Mental Status[†]	Folstein, Folstein & McHugh (1975)	.02	1.13	1.06	.508
入院時の被強制感[†]	Gardner et al, (1993)	.03	1.04	1.08	.357

*参考文献のない尺度は,プロジェクトで作成したツールを用いた。著者から入手可能である。
[†]「臨床的に実行可能な」分析では除外された。

文　　献

1) American Bar Association. (1998). *National benchbook on psychiatric and psychological evidence and testimony.* Washington, DC: American Bar Association.
2) American Psychiatric Association. (1983). Guidelines for legislation on the psychiatric hospitalization of adults. *American Journal of Psychiatry, 140,* 672–679.
3) American Psychiatric Association (1989). *Diagnostic and Statistical Manual of Mental Disorders* (3rd ed, Rev). Washington, DC: American Psychiatric Association.
4) Anderson, E. (1990). *Streetwise: Race, class, and change in an urban community.* Chicago: IL: University of Chicago Press.
5) Appelbaum, P. (1988). The new preventive detention: Psychiatry's problematic responsibility for the control of violence. *American Journal of Psychiatry, 145,* 779–785.
6) Appelbaum, P. (1994). *Almost a revolution: Mental health law and the limits of change.* New York: Oxford University Press.
7) Appelbaum, P., Robbins, P., & Monahan, J. (2000). Violence and delusions: Data from the MacArthur Violence Risk Assessment Study. *American Journal of Psychiatry, 157,* 566–572.
8) Appelbaum, P. S., Robbins, P. C., & Roth, L. H. (1999). A dimensional approach to the assessment of delusions. *American Journal of Psychiatry, 156,* 1938–1943.
9) Appelbaum, P., & Rosenbaum, A. (1989). *Tarasoff* and the researcher: Does the duty to protect apply in the research setting? *American Psychologist, 44,* 885–894.
10) Arseneault, L., Moffitt, T., Caspi, A., Taylor, P., & Silva, P. (2000). Mental disorders and violence in a total birth cohort: Results from the Dunedin Study. *Archives of General Psychiatry, 57,* 979–986.

11) Bandura, A. (1973). *Aggression: A social learning analysis.* Englewood Cliffs, NJ: Prentice Hall.
12) Banks, S., Robbins, P., Silver, E., Vesselinov, R., Steadman, H., Monahan, J., Mulvey, E., Appelbaum, P., Grisso, T., & Roth, L. (in press). A multiple models approach to violence risk assessment among people with mental disorder. *Criminal Justice and Behavior.*
13) Barratt, E. (1994). Impulsiveness and aggression. In J. Monahan, & H. Steadman, (Eds.), *Violence and mental disorder: Developments in risk assessment* (pp. 61–79). Chicago: University of Chicago Press.
14) Baxter, R. (1997). Violence in schizophrenia and the syndrome of disorganization. *Criminal Behaviour and Mental Health, 7,* 131–139.
15) Belfrage, H. (1998). A ten-year follow-up of criminality in Stockholm mental patients. *British Journal of Criminology, 38,* 145–155.
16) Berger, J., & Gross, J. (1998). Yale graduate is charged with killing his fiancée. *New York Times,* June 19, p. A29.
17) Binder, R., & McNiel, D. (1999). Contemporary practices in managing acutely violent patients in 20 psychiatric emergency rooms. *Psychiatric Services, 50,* 1553–1554.
18) Blackburn, R. (1988). On moral judgments and personality disorders: The myth of the psychopathic personality revisited. *British Journal of Psychiatry, 153,* 505–512.
19) Blackburn, R. (1998). Psychopathy and personality disorder: Implications of interpersonal theory. In D. Cooke, A. Forth, & R. Hare, (Eds.), *Psychopathy: Theory, research, and implications for society* (pp. 269–301). Dordrecht, the Netherlands: Kluwer Academic.
20) Bloom, J., Mueser, K. & Müller-Isberner, R. (2000). Treatment implications of the antecedents of criminality and violence in schizophrenia and major affective disorders. In S. Hodgins (Ed.), *Effective prevention of crime and violence among the mentally ill* (pp. 145–170). Dordrecht, the Netherlands: Kluwer Academic.
21) Blumenthal, S., & Lavender, T. (2000). *Violence and mental disorder.* Hereford, England: The Zito Trust.
22) Blumstein, A., Cohen, J., Roth, J., & Visher, C. (1986). *Criminal careers and "career criminals."* Washington, DC: National Academy Press.
23) Bonnie, R., & Monahan, J. (Eds.). (1997). *Mental disorder, work disability, and the law.* Chicago: University of Chicago Press.
24) Bonta, J., Law, M., & Hanson, K. (1998). The prediction of criminal and violent recidivism among mentally disordered offenders: A meta-analysis. *Psychological Bulletin, 123,* 123–142.

25) Borum, R. (1996). Improving the clinical practice of violence risk assessment: Technology, guidelines, and training. *American Psychologist, 51,* 945, 948.
26) Breiman, L., Friedman, J., Olshen, R., & Stone, C. (1984). *Classification and regression trees.* Pacific Grove, CA: Wadsworth and Brooks/Cole.
27) Brennan, P., Mednick, S., & Hodgins, S. (2000). Major mental disorders and criminal violence in a Danish birth cohort. *Archives of General Psychiatry, 57,* 494–500.
28) Buchanan A. (1999). Risk and dangerousness. *Psychological Medicine, 29,* 465–473.
29) Burgess, E. (1928). Factors determining success or failure on parole. In A. A. Bruce (Ed.), *The workings on the indeterminate sentence law and the parole system in Illinois.* Springfield: Illinois State Board of Parole.
30) Carson, D. (1997). A risk management approach to legal decision-making about "dangerous" people. In R. Baldwin (Ed.), *Law and uncertainty: Risk and legal processes* (pp. 255–269). London: Klumer Law international.
31) Carter, G., & Polger, P. (1986). *A 20-year summary of National Weather Service verification results for temperature and precipitation.* (Technical Memorandum NWS FCST 31). Washington, DC: National Oceanic and Atmospheric Administration.
32) Champion, D. (1994). *Measuring offender risk: A criminal justice sourcebook.* Westport, CT: Greenwood Press.
33) Cleckley, H. (1941). *The mask of sanity.* St. Louis: Mosby.
34) Climent, C. E., Rollins, A., Ervin, F. R., & Plutchik, R. (1973). Epidemiological studies of women prisoners I: Medical and psychiatric variables related to violent behavior. *American Journal of Psychiatry, 130,* 985–990.
35) Cocozza, J., & Steadman, H. (1976). The failure of psychiatric predictions of dangerousness: Clear and convincing evidence. *Rutgers Law Review, 29,* 1084–1101.
36) Cohen, S., Kamarck, T., & Mermelstein, R. (1983). A global measure of perceived stress. *Journal of Health and Social Behavior, 24,* 385–396.
37) Convit, A., Jaeger, J., Lin, S., Meisner, M., & Volavka, J. (1988). Predicting assaultiveness in psychiatric inpatients: A pilot study. *Hospital and Community Psychiatry, 39,* 429–434.
38) Cook, T., & Campbell, D. (1979). *Quasi-experimentation: Design and analysis issues for field settings.* Skokie, IL: Rand McNally.
39) Cooke, D., & Michie, C. (in press). Refining the construct of psychopathy: Towards a hierarchical model. *Psychological Assessment.*
40) Crowner, M. (Ed). (2000). *Understanding and treating violent psychiatric patients.* Washington, DC: American Psychiatric Press.

41) Dean, K., & Malamuth, N., (1997). Characteristics of men who aggress sexually and of men who imagine aggressing: Risk and moderating variables. *Journal of Personality and Social Psychology, 72,* 449–455.
42) Dennis, D., & Monahan, J. (Eds.). (1996). *Coercion and aggressive community treatment: A new frontier in mental health law.* New York: Plenum Publishing Corporation.
43) Douglas, K., Cox, D., & Webster, C. (1999). Violence risk assessment: Science and practice. *Legal and Criminological Psychology, 4,* 149–184.
44) Douglas, K., Ogloff, J., Nicholls, T., & Grant, I. (1999). Assessing risk for violence among psychiatric patients: The HCR-20 Violence Risk Assessment Scheme and the Psychopathy Checklist: Screening Version. *Journal of Consulting and Clinical Psychology, 67,* 917–930.
45) Douglas, K., & Webster, C. (1999). The HCR-20 violence risk assessment scheme: Concurrent validity in a sample of incarcerated offenders. *Criminal Justice and Behavior, 26,* 3–19.
46) Drake, R., Mercer-McFadden, C., Mueser, K., McHugo, G., & Bond, G. (1998). Review of integrated mental health and substance abuse treatment for patients with dual disorders. *Schizophrenia Bulletin, 24,* 589–608.
47) Earles, F., & Barnes, J. (1997). Understanding and preventing child abuse in urban settings. In McCord, J. (Ed.), *Violence and childhood in the inner city* (pp. 207–255). Cambridge: Cambridge University Press.
48) Efron, B. (1979). Bootstrap methods: Another look at the jackknife. *Annals of Mathematical Statistics, 7,* 1–26.
49) Elbogen, E. B., Mercado, C., Tomkins, A. J., & Scalora, M. J. (in press). Clinical practice and violence risk assessment: Availability of MacArthur risk factors. In D. Farrington, C. R. Hollin, & M. McMurran (Eds.), *Sex and violence: The psychology of crimes and risk assessment.* Reading, England: Harwood Academic.
50) Estroff, S., & Zimmer, C. (1994). Social networks, social support, and violence among persons with severe, persistent mental illness. In Monahan, J. & Steadman, H. (Eds.), *Violence and mental disorder: Developments in risk assessment* (pp. 259–295). Chicago: University of Chicago Press.
51) Estroff, S., Zimmer, C., Lachicotte, W., & Benoit, J. (1994). The influence of social networks and social support on violence by persons with serious mental illness. *Hospital and Community Psychiatry, 45,* 669–679.
52) First, M., Spitzer, R., Gibbon, M., Williams, J. (1999). *Computer-assisted SCID— Clinician version.* North Tonowanda, NY: Multi-Health Systems.
53) First, M., Williams, J., & Spitzer, R. (1998). *DTREE: The DSM-IV expert.* North Tonowanda, NY: Multi-Health Systems.
54) Folstein, M., Folstein, S., & McHugh, P. (1975). Mini-mental state: A practical

method for grading the cognitive state of patients for the clinician. *Journal of Psychiatric Research, 12,* 189-198.
55) Garb, H. (1998). *Studying the clinician: Judgment research and psychological assessment.* Washington, DC: American Psychological Association.
56) Gardner, W., Hoge, S., Bennett, N., Roth, L., Lidz, C., Monahan, J., & Mulvey, E. (1993). Two scales for measuring patients' perceptions of coercion during hospital admission. *Behavioral Sciences and the Law, 20,* 307-321.
57) Gardner, W., Lidz, C., Mulvey, E., & Shaw, E. (1996a). A comparison of actuarial methods for identifying repetitively violent patients with mental illness. *Law and Human Behavior, 20,* 35-48.
58) Gardner, W., Lidz, C., Mulvey, E., & Shaw, E. (1996b). Clinical versus actuarial predictions of violence in patients with mental illnesses. *Journal of Consulting and Clinical Psychology, 64,* 602.
59) Gelles, R., & Straus, M. (1988). *Intimate violence: The causes and consequences of abuse in the American family.* New York: Simon & Schuster.
60) Gottfredson, S. D., & Gottfredson, D. M. (1980). Screening for risk: A comparison of methods. *Criminal Justice and Behavior, 7,* 315-330.
61) Greenfeld, L., & Snell, T. (1999). *Bureau of Justice Statistics special report: Women offenders.* Washington, DC: U. S. Department of Justice.
62) Greenwald, D., & Harder, D. (1997). Fantasies, coping behavior, and psychopathology. *Journal of Clinical Psychology, 53,* 91-97.
63) Grisso, T., & Appelbaum, P. (1998). *Assessing competence to consent to treatment: A guide for physicians and other health professionals.* New York: Oxford University Press.
64) Grisso, T., Davis, J., Vesselinov, R., Appelbaum, P., & Monahan, J. (2000). Violent thoughts and violent behavior following hospitalization for mental disorder. *Journal of Consulting and Clinical Psychology 68,* 388-398.
65) Grove, W., & Meehl, P. (1996). Comparative efficacy of informal (subjective, impressionistic) and formal (mechanical, algorithmic) prediction procedures: The clinical-statistical controversy. *Psychology, Public Policy, and Law, 2,* 293-323.
66) Grove, W., Zald, D., Lebow, B., Snitz, B., & Nelson, C. (2000). Clinical versus mechanical prediction: A meta-analysis. *Psychological Assessment, 12,* 19-30.
67) Grunwald, M. & Boodman, S. (1998). Weston case "fell through the cracks." *Washington Post,* July 28, p. A1.
68) Gunn, J. (1998). Psychopathy: An elusive concept with moral overtones. In T. Millon, E. Simonsen, M. Birket-Smith, & R. Davis, (Eds.), *Psychopathy: Antisocial, criminal, and violent behavior* (pp. 32-39). New York: Guilford Press.
69) Gunn, J. (2000). Future directions for treatment in forensic psychiatry. *British Journal of Psychiatry, 176,* 332-338.

70) Gutheil, T., & Appelbaum, P. (2000). *Clinical handbook of psychiatry and the law* (3rd ed.). Baltimore: Williams & Wilkins.
71) Hanson, R. (1998). What do we know about sex offender risk assessment? *Psychology, Public Policy, and Law, 4*, 50–72.
72) Hare, R. (1980). A research scale for the assessment of psychopathy in criminal populations. *Personality and Individual Differences, 1*, 111–119.
73) Hare, R. (1991). *The Hare Psychopathy Checklist—Revised.* Toronto: Multi-Health Systems.
74) Hare, R. (1996). Psychopathy: A clinical construct whose time has come. *Criminal Justice and Behavior, 23*, 25.
75) Hare, R. (1998). The Hare PCL-R: Some issues concerning its use and misuse. *Legal and Criminological Psychology, 2*, 99–119.
76) Hare, R. (1999). Psychopathy as a risk factor for violence. *Psychiatric Quarterly, 70*, 181–197.
77) Hare, R., Harpur, T., Hakistan, R., Forth, A., Hart, S., & Newman, J. (1990). The Revised Psychopathy Checklist: Reliability and factor structure. *Psychological Assessment: A Journal of Consulting and Clinical Psychology, 2*, 338–341.
78) Harpur, T., & Hare, R. (1994). The assessment of psychopathy as a function of age. *Journal of Abnormal Psychology, 103*, 604–609.
79) Harpur, T., Hare, R., & Hakistan, R. (1989). A two-factor conceptualization of psychopathy: Construct validity and implications for assessment. *Psychological Assessment: A Journal of Consulting and Clinical Psychology, 1*, 6–17.
80) Harris, G., Rice, M., & Cormier, C. (1991). Psychopathy and violent recidivism. *Law and Human Behavior, 15*, 625–637.
81) Harris, G., Rice, M. & Quinsey, V. (1993). Violent recidivism of mentally disordered offenders: The development of a statistical prediction instrument. *Criminal Justice and Behavior, 20*, 315.
82) Hart, S. (1998a). Psychopathy and risk for violence. In D. Cooke, A. Forth, & R. Hare, (Eds.), *Psychopathy: Theory, research, and implications for society* (pp. 355–373). Dordrecht, the Netherlands: Kluwer Academic.
83) Hart, S. (1998b). The role of psychopathy in assessing risk for violence: Conceptual and methodological issues. *Legal and Criminological Psychology, 3*, 121–137.
84) Hart, S., Cox, D., & Hare, R. (1995a). *The Hare Psychopathy Checklist: Screening Version.* Toronto: Multi-Health Systems.
85) Hart, S., Cox, D., & Hare, R. (1995b). *Manual for the Psychopathy Checklist: Screening Version (PCL:SV).* Toronto: Multi-Health Systems.
86) Hart, S., Hare, R., & Forth, A. (1994). Psychopathy as a risk marker for violence: Development and validation of a screening version of the Revised Psychopathy Checklist. In J. Monahan, & H. Steadman, (Eds.), *Violence and mental disorder:*

Developments in risk assessment (pp. 81-98). Chicago: University of Chicago Press.

87) Hart, S., Kropp, P., & Hare, R. (1988). Performance of psychopaths following conditional release from prison. *Journal of Consulting and Clinical Psychology, 56,* 227-232.

88) Heilbrun, K. (1997). Prediction versus management models relevant to risk assessment: The importance of legal decision-making context. *Law and Human Behavior, 21,* 347-359.

89) Heilbrun, K., Hart, S., Hare, R., Gustafson, D., Nunez, C., & White, A. (1998). Inpatient and postdischarge aggression in mentally disordered offenders: The role of psychopathy. *Journal of Interpersonal Violence, 13,* 514-527.

90) Heilbrun, K., & Peters, L. (2000). The efficacy and effectiveness of community treatment programmes in preventing crime and violence among those with severe mental illness in the community. In S. Hodgins (Ed.), *Effective prevention of crime and violence among the mentally ill.* Dordrecht, the Netherlands: Kluwer Academic.

91) Hemphill, J., & Hare, R. (1999). Psychopathy checklist factor scores and recidivism. *Issues in Criminological and Legal Psychology, 24,* 68-73.

92) Hemphill, J., Templeman, R., Wong, S., & Hare, R. (1998). Psychopathy and crime: Recidivism and criminal careers. In D. Cooke, A. Forth, & R. Hare, (Eds.), *Psychopathy: Theory, research, and implications for society* (pp. 374-399). Dordrecht, the Netherlands: Kluwer Academic.

93) Hiday, V. (1995). The social context of mental illness and violence. *Journal of Health and Social Behavior, 36,* 122-137.

94) Hill, C., Rogers, R., & Bickford, M. (1996). Predicting aggressive and socially disruptive behavior in a maximum security forensic psychiatric hospital. *Journal of Forensic Sciences, 51,* 56-59.

95) Hodgins, S. (1992). Mental disorder, intellectual deficiency and crime: Evidence from a birth cohort. *Archives of General Psychiatry, 49,* 476-483.

96) Hollingshead, A. & Redlich, F. (1958). *Social class and mental illness.* New York: Guilford Press.

97) Hoyer, G. (2000). Social services necessary for community treatment programmes designed to prevent crime and violence among persons with major mental disorders. In S. Hodgins (Ed.), *Effective prevention of crime and violence among the mentally ill.* Dordrecht, the Netherlands: Kluwer Academic Publishers.

98) Humphreys, M., Johnstone, E. MacMillan, J., & Taylor, P. (1992). Dangerous behaviour preceding first admissions for schizophrenia. *British Journal of Psychiatry, 161,* 501-505.

99) Janca, A., & Helzer, J. (1990). DSM-III-R criteria checklist. *DIS Newsletter, 7,* 17.

100) Junginger, J., Parks-Levy, J., & McGuire, L. (1998). Delusions and symptom-consistent violence. *Psychiatric Services, 49,* 218–220.
101) Kenrick, D., & Sheets, V. (1993). Homicidal fantasies. *Ethology and Sociology, 14,* 231–246.
102) Klassen, D., & O'Connor, W. (1988a). A prospective study of predictors of violence in adult male mental patients. *Law and Human Behavior, 12,* 143–158.
103) Klassen, D., & O'Connor, W. (1988b). Crime, inpatient admissions, and violence among male mental patients. *International Journal of Law and Psychiatry, 11,* 305–312.
104) Klassen, D., & O'Connor, W. (1990). Assessing the risk of violence in released mental patients: A cross-validation study. *Psychological Assessment: A Journal of Consulting and Clinical Psychology, 1,* 75–81.
105) Klassen, D., & O'Connor, W. (1994). Demographic and case history variables in risk assessment. In J. Monahan and H. Steadman (Eds.), *Violence and mental disorder: Developments in risk assessment* (pp. 229–257). Chicago: University of Chicago Press.
106) Konecni, V. (1975a). Annoyance, type and duration of post-annoyance activity, and aggression: The "cathartic effect." *Journal of Experimental Psychology: General, 104,* 76–102.
107) Konecni, V. (1975b). The mediation of aggressive behavior: Arousal level versus anger and cognitive labeling. *Journal of Personality and Social Psychology, 32,* 706–712.
108) Kozol, H., Boucher, R., & Garofalo, R. (1972). The diagnosis and treatment of dangerousness. *Crime and Delinquency, 18,* 371–392.
109) Kraemer, H., Kazdin, A., Offord, D., Kessler, R., Jensen, P., & Kupfer, D. (1997). Coming to terms with the terms of risk. *Archives of General Psychiatry, 54,* 337.
110) Land, K. C., McCall, P. L., & Cohen, L. E. (1990). Structural covariates of homicide rates: Are there any invariances across time and social space? *American Journal of Sociology, 95,* 922–963.
111) Land, K., & Nagin, D. (1996). Micro-models of criminal careers: A synthesis of the criminal careers and life course approaches via semiparametric mixed Poisson regression models, with empirical applications. *Journal of Quantitative Criminology, 12,* 163–191.
112) Lidz, C., Hoge, S., Gardner, W., Bennett, N., Monahan, J., Mulvey, E., & Roth, L. (1995). Perceived coercion in mental hospital admission: Pressures and process. *Archives of General Psychiatry,* 52:1034–1039.
113) Lidz, C., Mulvey, E., Apperson, L., Evanczuk, K., & Shea, S. (1992). Sources of

disagreement among clinicians' assessments of dangerousness in a psychiatric emergency room. *International Journal of Law and Psychiatry, 15,* 237–250
114) Lidz, C., Mulvey, E., & Gardner, W. (1993). The accuracy of predictions of violence to others. *Journal of the American Medical Association, 269,* 1007–1011.
115) Lilienfield, S. (1994). Conceptual problems in the assessment of psychopathy. *Clinical Psychology Review, 14,* 17–38.
116) Lilienfield, S. (1998). Methodological advances and developments in the assessment of psychopathy. *Behaviour Research and Therapy, 36,* 99–125.
117) Link, B., Andrews, D., & Cullen, F. (1992). The violent and illegal behavior of mental patients reconsidered. *American Sociological Review, 57,* 275–292.
118) Link, B., Monahan, J., Stueve, A., & Cullen, F. (1999a). Real in their consequences: A sociological approach to understanding the association between psychotic symptoms and violence. *American Sociological Review, 64,* 316–332.
119) Link, B., Phelan, J., Bresnahan, M., Stueve, A., & Pescosolido, B. (1999b). Public conceptions of mental illness: Labels, causes, dangerousness, and social distance. *American Journal of Public Health, 89,* 1328–1333.
120) Link, B., & Stueve, A. (1994). Psychotic symptoms and the violent/illegal behavior of mental patients compared to community controls. In J. Monahan, & H. Steadman, (Eds.), *Violence and mental disorder: Developments in risk assessment* (pp. 137–159). Chicago: University of Chicago Press.
121) Lösel, F. (1998). Treatment and management of psychopaths. In D. Cooke, A. Forth, & R. Hare (Eds.), *Psychopathy: Theory, research, and implications for society* (pp. 303–354). Dordrecht, the Netherlands: Kluwer Academic.
122) Lynam, D. (1996). Early identification of chronic offenders: Who is the fledgling psychopath? *Psychological Bulletin, 120,* 209–234.
123) MacDonald, J. (1967). Homicidal threats. *American Journal of Psychiatry, 124,* 475.
124) Malamuth, N. (1998). The confluence model as an organizing framework for research on sexually aggressive men: Risk moderators, imagined aggression, and pornography consumption. In R. Geen, & E. Donnerstein, (Eds.), *Human aggression: Theories, research, and implications for social policy* (pp. 229–245). New York: Academic Press.
125) Martell, D., & Dietz, P. (1992). Mentally disordered offenders who push or attempt to push victims onto subway tracks in New York City. *Archives of General Psychiatry, 49,* 472–475.
126) McNiel, D. (1994). Hallucinations and violence. In J. Monahan, & H. Steadman, (Eds.), *Violence and mental disorder: Developments in risk assessment* (pp. 83–202). Chicago: University of Chicago Press.
127) McNiel, D. (1998). Empirically based clinical evaluation and management of

the potentially violent patient. In P. Kleespies, (Ed.), *Emergencies in mental health practice: Evaluation and management* (pp. 95–116). New York: Guilford Press.
128) McNiel, D., & Binder, R. (1994). Screening for risk of inpatient violence: Validation of an actuarial tool. *Law and Human Behavior, 18*, 579–586.
129) McNiel, D., & Binder, R. (1995). Correlates of accuracy in the assessment of psychiatric inpatients' risk of violence. *American Journal of Psychiatry, 148*, 1317–1321.
130) McNiel, D., Eisner, J., and Binder, R. (2000). The relationship between command hallucinations and violence. *Psychiatric Services, 51*, 1288–1292.
131) McNiel, D., Lam, J., & Binder, R. (in press). Relevance of inter-rater agreement to violence risk assessment. *Journal of Consulting and Clinical Psychology.*
132) McNiel, D., Sandberg, D., & Binder, R. (1998). The relationship between confidence and accuracy in clinical assessment of psychiatric patients' potential for violence. *Law and Human Behavior, 22*, 655–669.
133) Meehl, P. (1954). *Clinical versus statistical prediction: A theoretical analysis and a review of the evidence*. Minneapolis: University of Minnesota.
134) Melton, G., Petrila, J., Poythress, N., & Slobogin, C. (1997). *Psychological evaluations for the courts: A handbook for mental health professionals and lawyers* (2nd ed.). New York: Guilford Press.
135) Menzies, R., & Webster, C. (1995). Construction and validation of risk-assessments in a six-year follow-up of forensic patients: A tridimensional analysis. *Journal of Consulting and Clinical Psychology, 63*, 766–778.
136) Menzies, R., Webster, C., & Sepejak, D. (1985). The dimensions of dangerousness: Evaluating the accuracy of psychometric predictions of violence among forensic patients. *Law and Human Behavior, 9*, 49–70.
137) Miethe, T. D., & McDowall, D. (1993). Contextual effects in models of criminal victimization. *Social Forces, 71*, 741–759.
138) Monahan, J. (1981). *The clinical prediction of violent behavior*. Washington, DC: Government Printing Office.
139) Monahan, J. (1993). Limiting therapist exposure to *Tarasoff* liability: Guidelines for risk containment. *American Psychologist, 48*, 242–250.
140) Monahan, J. (2000a). Violence risk assessment: Scientific validity and evidentiary admissibility. *Washington and Lee Law Review, 57*, 901–918.
141) Monahan, J. (2000b). Clinical and actuarial predictions of violence. In D. Faigman, D. Kaye, M. Saks, & J. Sanders, (Eds.), *Modern scientific evidence: The law and science of expert testimony* (pp. 300–318). St. Paul, MN: West.
142) Monahan, J., & Appelbaum, P. (2000). Reducing violence risk: Diagnostically based clues from the MacArthur Violence Risk Assessment Study. In S. Hodgins (Ed.),

Effective prevention of crime and violence among the mentally ill (pp. 19–34). Dordrecht, the Netherlands: Kluwer Academic.

143) Monahan, J., Appelbaum, P., Mulvey, E., Robbins, P., & Lidz, C. (1994). Ethical and legal duties in conducting research on violence: Lessons from the MacArthur Risk Assessment Study. *Violence and Victims 8*, 380–390.

144) Monahan, J., & Steadman, H. (Eds.). (1994). *Violence and mental disorder: Developments in risk assessment*. Chicago: University of Chicago Press.

145) Monahan, J., & Steadman, H. (1996). Violent storms and violent people: How meteorology can inform risk communication in mental health law. *American Psychologist, 51*, 931–938.

146) Monahan, J., Steadman, H., Appelbaum, P., Robbins, P., Mulvey, E., Silver, E., Roth, L., and Grisso, T. (2000). Developing a clinically useful actuarial tool for assessing violence risk. *British Journal of Psychiatry, 176*, 312–319.

147) Mooney, C., & Duval, R. (1993). *Bootstrapping: A nonparametric approach to statistical inference*. Newbury Park, CA: Sage.

148) Mossman, D. (1994). Assessing predictions of violence: Being accurate about accuracy. *Journal of Consulting and Clinical Psychology, 62*, 783–792.

149) Mossman, D. (2000). Commentary: Assessing the risk of violence—Are "accurate" predictions useful? *Journal of the American Academy of Psychiatry and the Law, 28*, 272–281.

150) Mullen, P. (1997). Assessing risk of interpersonal violence in the mentally ill. *Advances in Psychiatric Treatment, 3*, 166–173.

151) Mullen, P. (2000). Forensic mental health. *British Journal of Psychiatry, 176*, 307–311.

152) Mulvey, E., Blumstein, A., & Cohen, J. (1986). Reframing the research question of mental patient criminality. *International Journal of Law and Psychiatry, 9*, 57–65.

153) Mulvey, E., & Lidz, C. (1985). Back to basics: A critical analysis of dangerousness research in a new legal environment. *Law and Human Behavior, 9*, 209–218.

154) Mulvey, E., & Lidz, C. (1993). Measuring patient violence in dangerousness research. *Law and Human Behavior, 17*, 277–288.

155) Mulvey, E., Shaw, E., & Lidz, C. (1994). Why use multiple sources in research on patient violence in the community? *Criminal Behaviour and Mental Health, 4*, 253–258.

156) Nagin, D., & Land, K. (1993). Age, criminal careers, and population heterogeneity: Specification and estimation of a nonparametric, mixed Poisson model. *Criminology, 31*, 327–359.

157) Nagin, D., & Tremblay, R. (1999). Trajectories of boys' physical aggression, oppo-

sition, and hyperactivity on the path to physical violence and nonviolent juvenile delinquency. *Child Development*, 70, 1181–1196.
158) Nelson, L. (1977). Tables for testing ordered alternatives in an analysis of variance. *Biometrika*, 64, 333–336.
159) Newhill, C., Mulvey, E., & Lidz, C. (1995). Characteristics of violence in the community by female patients seen in a psychiatric emergency service. *Psychiatric Services* 46, 785–795.
160) Nolan, K., Volavka, J., Mohr, P., & Czobor, P. (1999). Psychopathy and violent behavior among patients with schizophrenia or schizoaffective disorder. *Psychiatric Services*, 50, 787–792.
161) Novaco, R. (1994). Anger as a risk factor for violence among the mentally disordered. In J. Monahan, & H. Steadman, (Eds.), *Violence and mental disorder: Developments in risk assessment* (pp. 21–59). Chicago: University of Chicago Press.
162) Novaco, R. (1997). Remediating anger and aggression with violent offenders. *Legal and Criminological Psychology*, 2, 77–88.
163) Ohlin, L. (1951). *Selection for parole*. New York: Russell Sage.
164) Otto, R., Poythress, N., Nicholson, R., Edens, J., Monahan, J., Bonnie, R., Hoge, S., & Eisenberg, M. (1998). Psychometric properties of the MacArthur Competence Assessment Tool—Criminal Adjudication. *Psychological Assessment*, 10, 435–443.
165) Overall, J. (1988). The Brief Psychiatric Rating Scale (BPRS): Recent developments in ascertainment and scaling. *Psychopharmacology Bulletin*, 24, 97–99.
166) Overall, J., & Gorham, D. (1962). The Brief Psychiatric Rating Scale. *Psychological Reports*, 10, 799–812.
167) Patrick, C., Bradley, M., & Lang, P. (1993). Emotion in the criminal psychopath: Startle reflex modulation. *Journal of Abnormal Psychology*, 102, 82–92.
168) Pescosolido, B., Monahan, J., Link, B., Stueve, A., & Kikuzawa, S. (1999). The public's view of the competence, dangerousness and need for legal coercion among persons with mental illness. *American Journal of Public Health*, 89, 1339–1345.
169) Pfohl, B., Blum, N., Zimmerman, M., & Stangl, D. (1989). *The Structured Interview for DSM-III Personality: SIDP-R*. Iowa City: University of Iowa.
170) Phelan, J., Link, B., Stueve, A., & Pescosolido, B. (2000). Public conceptions of mental illness in 1950 and 1996: What is mental illness and is it to be feared? *Journal of Health and Social Behavior*, 41, 188–207.
171) Pilkonis, P., & Klein, K. (1997). Commentary on the assessment and diagnosis of antisocial behavior and personality. In D. Stoff, J. Breiling, J. & Maser, (Eds.), *Handbook of antisocial behavior* (pp. 109–112). New York: John Wiley & Sons.

172) Quinsey, V., Harris, G., Rice, M., & Cormier, C. (1998). *Violent offenders: Appraising and managing risk.* Washington, DC: American Psychological Association.
173) Quinsey, V., & Maguire, A. (1986). Maximum security psychiatric patients: Actuarial and clinical prediction of dangerousness. *Journal of Interpersonal Violence, 1,* 143–171.
174) Quinsey, V., Warneford, A., Pruesse, M., & Link, N. (1975). Released Oak Ridge patients: A follow-up study of review board discharges. *British Journal of Criminology, 15,* 264–270.
175) Reiss, A., & Roth, J. (1993). *Understanding and preventing violence.* Washington, DC: National Academy Press.
176) Rice, M., & Harris, G. (1995a). Psychopathy, schizophrenia, alcohol abuse, and violent recidivism. *International Journal of Law and Psychiatry, 18,* 333–342.
177) Rice, M., & Harris, G. (1995b). Violent recidivism: Assessing predictive validity. *Journal of Consulting and Clinical Psychology, 63,* 737–748.
178) Rice, M., & Harris, G. (1997). The treatment of mentally disordered offenders. *Psychology, Public Policy, and Law, 3,* 126–183.
179) Rice, M., Harris, G., & Quinsey, V. (1990). A follow-up of rapists assessed in a maximum security psychiatric facility. *Journal of Interpersonal Violence, 4,* 435–448.
180) Robins, L. (1966). *Deviant children grown up.* Baltimore, MD: Williams & Williams.
181) Robins, L., Helzer, J., Croughan, J., Williams, J., & Spitzer, R. (Eds.). (1981). *National Institute of Mental Health Diagnostic Interview Schedule* (version 3). Washington, DC: Government Printing Office.
182) Robbins, P., Monahan, J., & Silver, E. (2000). Mental disorder, violence, and gender. (Submitted for publication.)
183) Rogers, R. (1995). *Diagnostic and structured interviewing: A handbook for psychologists.* Odessa, FL: Psychological Assessment Resources.
184) Rose, S., Peabody, C., & Stratigeas, B. (1991). Undetected abuse among intensive case management clients. *Hospital & Community Psychiatry, 42,* 499–503.
185) Rosenfeld, E., Huesmann, L., Eron, L., & Torney-Purta, J. (1982). Measuring fantasy behavior in children. *Journal of Personality and Social Psychology, 42,* 347–366.
186) Roth, L. (1979). A commitment law for patients, doctors, and lawyers. *American Journal of Psychiatry, 136,* 1121–1127.
187) Roth, L. (1985). *Clinical treatment of the violent person.* Washington, DC: Government Printing Office.
188) Rubin, D. B. (1997). *Nonrandomized comparative clinical studies, Proceedings of the International Conference on Nonrandomized Comparative Clinical Studies.* Heidelberg, April 10–11.

189) Rudnick, A. (1999). Relation between command hallucinations and dangerous behavior. *Journal of the American Academy of Psychiatry and the Law, 27,* 253–257.
190) Salekin, R., Rogers, R., & Sewell, K. (1996). A review and meta-analysis of the Psychopathy Checklist and Psychopathy Checklist–Revised: Predictive validity of dangerousness. *Clinical Psychology: Science and Practice, 3,* 203–215.
191) Sampson, R. J., & Lauritsen, J. L. (1994). Violent victimization and offending: Individual-, situational-, and community-level risk factors. In A. J. Reiss, & J. A. Roth (Eds.), *Understanding and preventing violence* (Vol. 3, pp. 1–114). Washington, DC: National Academy Press.
192) Sampson, R. J., Raudenbush, S. W., & Earls, F. (1997). Neighborhoods and violent crime: A multilevel study of collective efficacy. *Science, 277,* 918–924.
193) Segal, S., Watson, M., Goldfinger, S., & Averbuck, D. (1988a). Civil commitment in the psychiatric emergency room I: The assessment of dangerousness by emergency room clinicians. *Archives of General Psychiatry, 45,* 748–752.
194) Segal, S., Watson, M., Goldfinger, S., & Averbuck, D. (1988b). Civil commitment in the psychiatric emergency room II: Mental disorder indicators and three dangerousness criteria. *Archives of General Psychiatry, 45,* 753–758.
195) Sepejak, D., Menzies, R., Webster, C., & Jensen, F. (1983). Clinical predictions of dangerousness: Two-year follow-up of 408 pre-trial forensic cases. *Bulletin of the American Academy of Psychiatry and the Law, 11,* 171–181.
196) Serin, R., & Amos, N. (1995). The role of psychopathy in the assessment of dangerousness. *International Journal of Law and Psychiatry, 18,* 231–238.
197) Shah, S. (1978). Dangerousness and mental illness: Some conceptual, prediction, and policy dilemmas. In Frederick, C. (Ed.), *Dangerous behavior: A problem in law and mental health* (pp. 153–191). Washington, DC: Government Printing Office.
198) Silver, E. (1995). Punishment or treatment?: Comparing the lengths of confinement of successful and unsuccessful insanity defendants. *Law and Human Behavior, 19,* 375–388.
199) Silver, E. (2000). Race, neighborhood disadvantage, and violence among persons with mental disorders: The importance of contextual measurement. *Law and Human Behavior, 24,* 449–456.
200) Silver, E. (2000). Extending social disorganization theory: A multilevel approach to the study of violence among persons with mental illnesses. *Criminology, 38,* 301–332.
201) Silver, E., Mulvey, E. P., & Monahan, J. (1999). Assessing violence risk among discharged psychiatric patients: Toward an ecological approach. *Law and Human Behavior, 23,* 235–253.

202) Silver, E., Smith, W. R., & Banks, S. (2000). Constructing actuarial devices for predicting recidivism: A comparison of methods. *Criminal Justice and Behavior*, 27, 732–763.
203) Silver, J., & Caton, C. (1989). *Head injury questionnaire*. Unpublished manuscript, Columbia University.
204) Silver, R. (1996). Sex differences in the solitary assaultive fantasies of delinquent and nondelinquent adolescents. *Adolescence*, 31, 543–552.
205) Skeem, J., & Mulvey, E. (in press-a). Psychopathy and community violence among civil psychiatric patients: Results from the MacArthur Violence Risk Assessment Study. *Journal of Consulting and Clinical Psychology*.
206) Skeem, J., & Mulvey, E. (in press-b). Assessing the violence potential of mentally disordered offenders being treated in the community. In A. Buchanan, (Ed.), *Care of the mentally disordered offender in the community*. Oxford: Oxford University Press.
207) Slovic, P., Monahan, J., & MacGregor, D. (2000). Violence risk assessment and risk communication: The effects of using actual cases, providing instruction, and employing probability versus frequency formats. *Law and Human Behavior*, 24, 271–296.
208) SPSS, Inc. (1993). SPSS for Windows CHAID (Release 6.0) [Computer software]. Chicago: SPSS.
209) Steadman, H. (1977). A new look at recidivism among Patuxent inmates. *The Bulletin on the American Academy of Psychiatry and the Law*, 5, 200–209.
210) Steadman, H., & Cocozza, J. (1974). *Careers of the criminally insane*. Lexington, MA: Lexington Books.
211) Steadman, H., Monahan, J., Appelbaum, P., Grisso, T., Mulvey, E., Roth, L., Robbins, P., & Klassen, D. (1994). Designing a new generation of risk assessment research. In Monahan, J., & Steadman, H. (Eds.), *Violence and mental disorder: Developments in risk assessment* (pp. 297–318). Chicago: University of Chicago Press.
212) Steadman, H., McGreevy, M., Morrissey, J., Callahan, L., Robbins, P. & Cirincione, C. (1993). *Before and after Hinckley: Evaluating insanity defense reform*. New York: Guilford.
213) Steadman, H., & Morrissey, J. (1982). Predicting violent behavior: A note on a cross-validation study. *Social Forces*, 61, 475–483.
214) Steadman, H., Mulvey, E., Monahan, J., Robbins, P., Appelbaum, P., Grisso, T., Roth, L., & Silver, E. (1998). Violence by people discharged from acute psychiatric inpatient facilities and by others in the same neighborhoods. *Archives of General Psychiatry*, 55, 393–401.
215) Steadman, H., & Silver, E. (2000). Immediate precursors to violence among persons

with mental illness. A return to a situational perspective. In S. Hodgins (Ed.), *Effective prevention of crime and violence among the mentally ill* (pp. 35–48). Dordrecht, the Netherlands: Kluwer Academic.

216) Steadman, H., Silver, E., Monahan, J., Appelbaum, P., Robbins, P., Mulvey, E., Grisso, T., Roth, L., & Banks, S. (2000). A classification tree approach to the development of actuarial violence risk assessment tools. *Law and Human Behavior, 24(1)*, 83–100.

217) Steffensmeier, D., & Allen, E. (1996). Gender and crime: Toward a gendered theory of criminal offending. *Annual Review of Sociology, 22*, 459–487.

218) Steinberg, D., & Colla, P. (1995). *CART: Tree-structured non-parametric data analysis.* San Diego: Salford Systems, 1995.

219) Steury, E. H., and Choinski, M. (1995). "Normal" crimes and mental disorder: A two-group comparison of deadly and dangerous felonies. *International Journal of Law and Psychiatry, 18* (2), 183–207.

220) Stone, A. (1975). *Mental health and the law: A system in transition.* Washington, DC: Government Printing Office.

221) Strand, S., Belfrage, H., Fransson, G., & Levander, S. (1999). Clinical and risk management factors in risk prediction of mentally disordered offenders — more important than historical data? *Legal and Criminological Psychology, 4*, 67–76.

222) Surgeon General (1999). *Mental health: a report of the Surgeon General.* Washington, DC: Office of the Surgeon General.

223) Swanson, J., Borum, R., Swartz, M., & Hiday, V. (1999). Violent behavior preceding hospitalization among persons with severe mental illness. *Law and Human Behavior, 23*, 185–204.

224) Swanson, J., Borum, R., Swartz, M., & Monahan, J. (1996). Psychotic symptoms and disorders and the risk of violent behavior in the community. *Criminal Behaviour and Mental Health, 6*, 317–338.

225) Swanson, J., Estroff, S., Swartz, M., Borum, R., Lachicotte, W., Zimmer, C., & Wagner, R. (1997). Violence and severe mental disorder in clinical and community populations: The effects of psychotic symptoms, comorbidity, and lack of treatment. *Psychiatry, 60*, 1–22.

226) Swanson, J., Holzer, C., Ganju, V., & Jono, R. (1990). Violence and psychiatric disorder in the community: Evidence from the epidemiological catchment area surveys. *Hospital and Community Psychiatry, 41*, 761–770.

227) Swanson, J., Swartz, M., Borum, R., Hiday, V., Wagner, R., & Burns, B. (2000). Involuntary out-patient commitment and reduction of violent behaviour in persons with severe mental illness. *British Journal of Psychiatry, 176*, 324–331.

228) Swartz, M., Swanson, J., Hiday, V., Borum, R., Wagner, H., & Burns, B. (1998).

Violence and severe mental illness: The effects of substance abuse and nonadherence to medication. *American Journal of Psychiatry, 155*, 226–231.
229) Swartz, M., Swanson, J., Wagner, H., Burns, B., Hiday, V., & Borum, R. (1999). Can involuntary outpatient commitment reduce hospital recidivism? Findings from a randomized trail with severly mentally ill individuals. *American Journal of Psychiatry, 156*, 1968–1975.
230) Swets, J. (1988) Measuring the accuracy of diagnostic systems. *Science, 240*, 1285–1293.
231) Swets, J., Dawes, R., and Monahan, J. (2000). Psychological science can improve diagnostic decisions. *Psychological Science in the Public Interest, 1*, 1–26.
232) Tabachnick, B., & Fidell, L. (1996). *Using multivariate statistics* (3rd ed.). New York: Harper Collins.
233) Tardiff, K., Marzuk, P. M., Leon, A. C., & Portera, L. (1997). A prospective study of violence by psychiatric patients after hospital discharge. *Psychiatric Services, 48*, 678–681.
234) Taylor, P. (1985). Motives for offending among violent and psychotic men. *British Journal of Psychiatry, 147*, 491–498.
235) Taylor, P. (1993). Schizophrenia and crime: Distinctive patterns in association. In S. Hodgins (Ed.), *Mental disorder and crime* (pp. 63–85). Newbury Park, CA: Sage.
236) Taylor, P. (1998). When symptoms of psychosis drive serious violence. *Social Psychiatry and Psychiatric Epidemiology, 33*, 47–54.
237) Taylor, P., Garety, P., Buchanan, A., Reed, A., Wessely, A., Ray, K., Dunn, G., & Grubin, D. (1994). Delusions and violence. In Monahan, J., & Steadman, H. (Eds.), *Violence and mental disorder: Developments in risk assessment*. Chicago: University of Chicago Press.
238) Thornberry, T., & Jacoby, J. (1979). *The criminally insane: A community follow-up of mentally ill offenders*. Chicago: University of Chicago Press.
239) Tiihonen, J., Isohanni, M., Rasanen, P., Koiranen, M., & Moring, J. (1997). Specific major mental disorders and criminality: A 26-year prospective study of the 1966 northern Finland birth cohort. *American Journal of Psychiatry, 154*, 840–845.
240) Toch, H. (1998). Psychopathy or antisocial personality in forensic settings. In T. Millon, E. Simonsen, M. Birket-Smith, & R. Davis (Eds.), *Psychopathy: Antisocial, criminal, and violent behavior* (pp. 144–158). New York: Guilford Press.
241) Toch, H., & Adams, K. (1994). *The disturbed violent offender (Rev. ed.)*. Washington, DC: American Psychological Association.
242) Virkkunen, M. (1974). Observations on violence in schizophrenia. *Acta Psychiatrica Scandinavica, 50*, 145–151.
243) Wallace, C., Mullen, P., Burgess, P., Palmer, S., Ruschena, & Brown, C. (1998).

Serious criminal offending and mental disorder: Case linkage study. *British Journal of Psychiatry, 172,* 477–484.
244) Webster, C., Douglas, K., Belfrage, & Link, B. (2000). Capturing change. An approach to managing violence and improving mental health. In S. Hodgins (Ed.), *Effective prevention of crime and violence among the mentally ill* (pp. 119–144). Dordrecht, the Netherlands: Kluwer Academic.
245) Webster, C., Douglas, K., Eaves, D., & Hart, S. (1995). *HCR-20: Assessing risk for violence* (version 2). Vancouver: Simon Fraser University.
246) Webster, C., Harris, G., Rice, M., Cormier, C, & Quinsey, V. (1994). *The violence prediction scheme: Assessing dangerousness in high risk men.* Toronto: Centre of Criminology, University of Toronto.
247) Wessely, S. (1997). The epidemiology of crime, violence and schizophrenia. *British Journal of Psychiatry, 170,* 8–11.
248) Wessely, S., & Taylor, P. (1991). Madness and crime: Criminology versus psychiatry. *Criminal Behaviour and Mental Health, 1,* 193–228.
249) White, H. (1997). Alcohol, illicit drugs, and violence. In D. Stoff, J. Breiling, & J. Maser (Eds.), *Handbook of antisocial behavior* (pp. 511–523). New York: John Wiley & Sons.
250) Widiger, T., Cadoret, R., Hare, R., Robins, L., Rutherford, M., Zanarini, M., Alterman, A., Apple, M., Corbitt, E., Forth, A., Hart, S., Kultermann, J., Woody, G., & Frances, A. (1996). DSM-IV antisocial personality disorder field trial. *Journal of Abnormal Psychology, 105,* 3–16.
251) Widom, C. (1989a). Does violence beget violence? A critical examination of the literature. *Psychological Bulletin, 106,* 3–28.
252) Widom, C. (1989b). The cycle of violence. *Science, 244,* 160–166.
253) Wilson, J., & Herrnstein, R. (1985). *Crime and human nature.* New York: Simon & Schuster.
254) Yesavage, J. A. (1984). Correlates of dangerous behavior by schizophrenics in hospitals. *Journal of Psychiatric Research, 18,* 225–233.
255) Yesavage, J., Becker, J., Werner, P., Patton, M., Seeman, K., Brunsting, D., & Mills, M. (1983). Family conflict, psychopathology, and dangerous behavior by schizophrenic inpatients. *Psychiatry Research, 8,* 271–280.

訳者あとがき

　近年のわが国の司法精神医学分野の流れを振り返ってみると，2005年の心神喪失者等医療観察法の施行，2009年の裁判員制度の導入など重要な変革を迎えてきた．また，司法精神医療の領域においても，精神障害によって重大な他害行為を行った人を地域社会のなかで処遇していこうという機運が大きくなっており，法曹や医療の専門家，そして行政の専門職にとっても，本書はリスクマネージメントの視点を提供する有用な一冊となるだろう．

　実は，本書の翻訳を最初に志したのは2006年に遡る．当時，訳者が勤務していた東京医科歯科大学犯罪精神医学教室では，文部科学省からの委託事業として科学技術振興機構による助成を受け，司法精神保健学領域における重要課題解決型研究「犯罪，行動異常，犯罪被害等の現象，原因と，治療，予防の研究」の一環として，触法精神障害者のリスク評価に関する研究に取り組んでいた．その際に最も参考となった先行研究が本書であった．当時は，マッカーサー研究で用いられていた2つのカットオフ値を用いた反復分類木法（iterative classification tree：ICT）による高い予測正確性に強く感銘を受けた．その後，残念なことに教室の解散にともなって翻訳書の出版の話も立ち消えになってしまったが，2010年，非常に優秀で協力的なスタッフである中澤佳奈子氏に出逢い，再び翻訳の話に火がついた．

　本書は，今となっては最新の情報でも最新のソフトを駆使した統計手法でもない．しかしこれだけ時を経てもなお，翻訳をあきらめきれなかった理由の1つには，マッカーサー研究が1,000人以上を対象とした大規模研究でありながらも，サンプル抽出，評価者トレーニング，データ

収集・管理からその解析手法まで非常に緻密な手続きによって構築された'全美な'研究であったからかもしれない。

　著者は本書刊行時に「ここ数十年の間に，精神障害の診断と治療は大きな進歩を遂げてきた。しかし，精神障害と暴力に関する過った認識については世界各国においても依然として強くはびこったままである」と書いた。この10年でその誤解は解けたといえるのであろうか。もし，その問いに誰も明確には答えられないのだとすれば，本書の示唆に富むデータとその研究理論を通して，暴力のリスクアセスメントとそれがわれわれにもたらす意義について再び考えることは，その回答への明るい兆しを期待させる一助となるかもしれない。

　最後に，東京医科歯科大学時代に翻訳の企画に賛同してくださった大澤達哉氏，和田久美子氏，田中奈緒子氏，中屋淑氏に御礼申し上げます。また，出版にあたって多大なご支援をいただいた星和書店の石澤雄司氏，近藤達哉氏，そして校正に際して，最後まで細やかに推敲してくださった佐々木悠氏に心より感謝申し上げます。

　　　　　　　　　　　　　　　　　　　　　　　　　　安藤久美子

■著者紹介■

ジョン・モナハン(John Monahan, Ph.D.)
ヘンリー&グレース・ドハティ財団 法学教授・心理学教授
バージニア大学 法医学教授

ヘンリー・J・ステッドマン(Henry J. Steadman, Ph.D.)
ニューヨークの政策研究協会(policy research association)会長

エリック・シルヴァー(Eric Silver, Ph.D.)
ペンシルバニア州立大学 社会学科准教授

ポール・S・アッペルバウム(Paul S. Appelbaum, M.D.)
アーノルド・フランク・ツェレツニック財団 特別教授
マサチューセッツ医科大学 精神科部長

パメラ・クラーク・ロビンス(Pamela Clark Robbins, B.A.)
ニューヨークの政策研究協会 副会長

エドワード・P・マルヴェイ(Edward P. Mulvey, Ph.D.)
ピッツバーグ医科大学 精神科教授

ローレン・H・ロス(Loren H. Roth, M.D., M.P.H.)
UPMCヘルスシステムメディカルサービス部門 上級副総長
ピッツバーグ大学ヘルスサイエンス校 准上級副総長

トーマス・グリッソ(Thomas Grisso)
マサチューセッツ医科大学 精神科教授

スティーブン・バンクス(Steven Banks, Ph.D.)
マサチューセッツ医科大学 精神医学研究准教授

■訳者紹介■

安藤久美子（あんどうくみこ）
精神科医，医学博士
独立行政法人 国立精神・神経医療研究センター精神保健研究所 司法精神医学研究部
専門医療・社会復帰研究室長
東京医科歯科大学大学院卒業後，Queen's University：Forensic Psychiatry留学
帰国後，関東医療少年院，東京医科歯科大学難治疾患研究所 犯罪精神医学教室 准教授を経て現職
専門は，司法精神医学，児童精神医学

中澤佳奈子（なかざわかなこ）
心理士，修士（人間科学）
独立行政法人 国立精神・神経医療研究センター
筑波大学 第二学群人間学類卒業。早稲田大学大学院 人間科学研究科修了後，現職
専門は，臨床心理学（認知行動療法），司法精神医学

〈**翻訳協力者**〉（五十音順）
大澤達哉（東京都立松沢病院，精神科医）
田中奈緒子（昭和女子大学大学院 生活機構研究科 准教授）
中屋　淑（柏水会 三軒茶屋診療所，臨床心理士）
和田久美子（柏水会 初石病院，精神科医）

暴力のリスクアセスメント
精神障害と暴力に関するマッカーサー研究から

2011年8月16日　初版第1刷発行

著　者　ジョン・モナハン　ヘンリー・J・ステッドマン
　　　　エリック・シルヴァー　ポール・S・アッペルバウム
　　　　パメラ・クラーク・ロビンス　エドワード・P・
　　　　マルヴェイ　ローレン・H・ロス　トーマス・
　　　　グリッソ　スティーブン・バンクス
訳　者　安藤久美子　中澤佳奈子
発行者　石澤雄司
発行所　株式会社　星和書店
　　　　〒168-0074　東京都杉並区上高井戸1-2-5
　　　　電話　03(3329)0031(営業部)／03(3329)0033(編集部)
　　　　FAX　03(5374)7186
　　　　http://www.seiwa-pb.co.jp

Ⓒ 2011　星和書店　　　Printed in Japan　　　ISBN978-4-7911-0781-0

・本書に掲載する著作物の複製権・翻訳権・上映権・譲渡権・公衆送信権(送信可能化権を含む)は(株)星和書店が保有します。
・ JCOPY 〈(社)出版者著作権管理機構　委託出版物〉
　本書の無断複写は著作権法上での例外を除き禁じられています。複写される場合は、そのつど事前に(社)出版者著作権管理機構(電話 03-3513-6969,
　FAX 03-3513-6979, e-mail : info@jcopy.or.jp)の許諾を得てください。

暴力を治療する
精神保健におけるリスク・マネージメント・ガイド

［著］アンソニー・メイデン　［訳］吉川和男
A5判　320頁　本体価格 3,600円

科学的調査によっても明らかであるが、精神障害によって引き起こされる暴力は、ごくごく少数である。しかし、精神障害者による暴力が稀だからといってリスクを無視することは、精神保健医療が担うべき重要な役割を放棄していることである。それゆえ構造化されたリスク・アセスメントが精神保健のケアの安全性を改善するために重要である。HCR-20などのツールを使って適切に暴力のリスクを評価し、薬物療法などにより患者に応じた適切なケアを行えば、暴力を未然に防ぐことが可能である。

精神障害者の攻撃性を適切に評価するために
HCR-20 第2版
（ヒストリカル／クリニカル／リスク・マネージメント-20）

［著］C.D.WeBster, K.S.Douglas, 他　［監訳］吉川和男
［訳］岡田、安藤、菊池　A5判　112頁　本体価格 3,000円

精神保健における
暴力のリスク・マネージメントの世界標準ガイド
HCR-20 コンパニオン・ガイド
（ヒストリカル／クリニカル／リスク・マネージメント-20）

［著］K.S.Douglas, C.D.WeBster, S.D.Hart, 他
［監訳］吉川和男　［訳］岡田、安藤、菊池、福井、富田、美濃
A5判　192頁　本体価格 3,600円

発行：星和書店　http://www.seiwa-pb.co.jp　価格は本体(税別)です